口腔科临床疾病治疗实践

夏晓宏　张苗苗　王　莉　杨建丽　主编

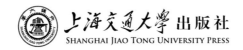

上海交通大学出版社
SHANGHAI JIAO TONG UNIVERSITY PRESS

内容提要

本书对口腔工作者临床诊断、治疗工作中的重点难点进行了具体的介绍，选取了临床常见病与多发病，如龋病、牙髓病、口腔颌面部损伤等，对各疾病的病因、发病机制、临床表现、病理、鉴别诊断、治疗与预后等方面进行详细介绍；并对口腔科常用检查技术、口腔疾病常见临床症状、口腔正畸治疗及口腔种植的相关内容进行了一定篇幅的讲解。适用于各级医院临床医师、医学院校口腔专业讲师参考使用；同时，可以作为医学院校在校学生拓宽知识面的参考读物。

图书在版编目（CIP）数据

口腔科临床疾病治疗实践 / 夏晓宏等主编. --上海：
上海交通大学出版社，2022.9
ISBN 978-7-313-26503-6

Ⅰ. ①口… Ⅱ. ①夏… Ⅲ. ①口腔疾病-诊疗 Ⅳ.
①R78

中国版本图书馆CIP数据核字（2022）第154398号

口腔科临床疾病治疗实践
KOUQIANGKE LINCHUANG JIBING ZHILIAO SHIJIAN

主　　编：夏晓宏　张苗苗　王　莉　杨建丽

出版发行：上海交通大学出版社　　　　　　　地　　址：上海市番禺路951号
邮政编码：200030　　　　　　　　　　　　　电　　话：021-64071208
印　　制：广东虎彩云印刷有限公司
开　　本：710mm×1000mm 1/16　　　　　　经　　销：全国新华书店
字　　数：229千字　　　　　　　　　　　　印　　张：12
版　　次：2023年1月第1版　　　　　　　　　插　　页：2
书　　号：ISBN 978-7-313-26503-6　　　　　印　　次：2023年1月第1次印刷
定　　价：198.00元

编委会

主　编

夏晓宏（山东省枣庄市口腔医院）

张苗苗（山东省枣庄市口腔医院）

王　莉（山东省枣庄市口腔医院）

杨建丽（山东省庆云县人民医院）

副主编

刘阳林（贵州省遵义市第五人民医院）

林书霞（山东省临清市人民医院）

赵　丽（河北省石家庄市第二医院）

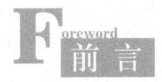

前言

口腔医学是生物医学的一个重要组成部分,是以维护、促进口腔健康及防治口腔器官和口颌系统疾病为主要内容的一门医学学科。它既有医学属性,又与现代科技紧密相连。随着信息技术、生物技术和其他高新技术的发展和应用,临床新技术不断涌现,各相关学科的专业分化和交叉更加明显,对口腔疾病的预防、诊断、治疗和转归的认识更加深入,推动着临床口腔医疗事业日新月异地向前发展。口腔疾病是影响居民健康的常见病和多发病,它不仅影响口腔的咀嚼、发音等生理功能,还与脑卒中、心脏病、糖尿病等其他系统常见疾病关系密切。现阶段,人们对口腔健康的重视程度和保健意识不足,缺乏良好的口腔健康行为和口腔保健习惯;且目前我国临床口腔科医师的技术水平良莠不齐,很难保证临床口腔医疗质量。基于这一现状,特编写《口腔科临床疾病治疗实践》一书,旨在介绍现阶段临床常见口腔疾病的诊疗,分享口腔正畸与种植的经验。

本书以提高广大临床口腔科医师业务水平为编写宗旨,对医务人员临床诊断、治疗工作中的重点难点进行了具体的介绍,使诊疗行为有章可循,有据可依。在内容选取上,选择临床常见病与多发病,并对各疾病的病因、发病机制、临床表现、病理、鉴别诊断、治疗与预后等方面进行详细介绍;在章节结构设计方面,本书循序渐进地介绍了口腔科的基础内容和专业知识。首先,介绍口腔科常用检查技术和口腔疾病常见临床症状,随后介绍了临床常见口腔疾病,最后介绍了口腔正畸治疗和口腔种植的相关内容,做到了理论联系实践,理论指导实践,充分体现临床口腔医学特点与特色,适用于各级医院临床医师、医学院校口腔专业讲师;同时可以作为医学院校在校学生拓宽知识面的参考读物。

由于时间有限,临床口腔医学发展迅速,编者自身能力有限,书中存在的不足之处,敬请各位读者见谅,给予批评指正,以便共同进步。

《口腔科临床疾病治疗实践》编委会

2021 年 10 月

Contents 目 录

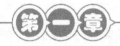

口腔科常用检查技术

第一节　常规检查技术

一、基本器械

(一)口镜

口镜有平面和凹面两种,主要用于牵拉颊部和推压舌体以便直接观察检查部位;通过镜子反射影像,可对口腔内难以直视的部位进行观察;还可用于聚集光线,增加局部照明,增加检查部位的可视度;金属口镜的柄端亦可用于叩诊。

(二)探针

探针具有尖锐的尖端。一端呈半圆形,用于探诊检查牙齿的窝沟点隙、龋洞、穿髓点及根管口等,亦可探查牙齿表面的敏感范围和程度,还可用于检查皮肤和黏膜的感觉功能;另一端呈三弯形,主要用于检查邻面龋。

(三)镊子

镊子用于夹持物品和检查牙齿松动度。

二、一般检查

(一)问诊

问诊是医师与患者或知晓病情的人交流,了解疾病的发生、发展和诊治过程。问诊是采集病史、诊断疾病的最基本、最重要的手段。问诊内容主要包括主诉、现病史、既往史和家族史。

1.主诉

主诉的记录通常为一句话,应包括部位、症状和患病时间,如"右上后牙冷热刺激痛 2 周"。

2.现病史

现病史是病史的主体部分,是整个疾病的发生、发展过程。基本内容包括发病情况和患病时间,主要症状和诱因,症状加重或缓解的原因,病情的发展和演变,诊治经过和效果等。

3.既往史

既往史是指患者过去的口腔健康状况、患病情况,以及外伤、手术和过敏史等,还包括与口腔疾病有关的全身病史,如高血压、糖尿病、心脏病、血液病等。

4.家族史

家族史是指患者的父母、兄弟、姐妹的健康状况及患病情况,有无遗传性疾病、肿瘤及传染病等,特别是过去的某些疾病与现患疾病之间可能有关或相同时,更应详细询问并记录。

(二)视诊

视诊主要观察口腔和颌面部的改变。视诊时一般按照先口外、后口内,先检查主诉部位、后检查其他部位的顺序检查。

1.全身情况

虽然患者是因口腔疾病就诊,但口腔医师还是应通过视诊对患者的全身状况有初步的了解。例如,患者的精神状态、营养和发育情况等,注意一些疾病可能出现特殊面容或表情特征。

2.颌面部

首先观察面部发育是否正常,左右是否对称,有无肿胀或畸形;皮肤的颜色改变、瘢痕或窦道。如要检查面神经的功能,可观察鼻唇沟有无变浅或消失,可嘱患者闭眼、吹口哨等,观察面部双侧的运动是否协调,眼睛能否闭合,口角是否歪斜等。

3.牙齿及牙列

观察牙齿的颜色、外形、质地、大小、数目、排列及接触关系;牙体的缺损、着色、牙石、菌斑、软垢及充填体等情况;牙列的完整和缺损;修复体的情况等。

4.口腔软组织

查看牙周组织颜色、形态、质地的改变,菌斑及牙石的状况,肿胀程度及范围,是否存在窦道,牙龈及其他黏膜的色泽、完整性,有无水肿、溃疡、瘢痕、肿物等。另外,也要注意舌背有无裂纹,舌乳头的分布和变化,舌的运动情况及唇、舌系带情况等。

(三)探诊

探诊是指利用探针或牙周探针检查和确定病变部位、范围和组织反应情况，包括牙齿、牙周和窦道等。

1.牙齿

探针主要是用于对龋洞的探诊，以确定部位、范围、深浅及有无探痛等；探查修复体的边缘密合度，确定有无继发龋；确定牙齿的敏感范围、敏感程度。探诊时需注意动作轻柔，特别是深龋，以免刺入穿髓点引起剧痛。

2.牙周组织

可用普通探针探测牙龈表面的质感是松软，还是坚实，探查龈下牙石的数量、分布、位置，根面有无龋损或釉珠，以及根分叉处病变情况等。探测牙周袋的深度及附着水平情况时，要注意使用牙周探针进行探诊。探诊时支点要稳固，探针与牙长轴方向一致，力量适中，按一定顺序如牙齿的颊、舌侧的近中、中、远中进行探诊，并做测量记录，避免遗漏。

3.窦道

窦道常见于患牙根尖区牙龈颊侧，也可发生在舌侧，偶见于皮肤。探诊时可用圆头探针，或将牙胶尖插入窦道，并缓慢地推进，探测窦道的方向和深度，结合X线片以探明其来源，帮助寻找患牙或病灶。探诊时应缓慢顺势推进，避免疼痛和损伤。

(四)触诊

触诊是指医师用手指在可疑病变部位进行触摸或按压，根据患者的反应和检查者的感觉对病变的硬度、范围、形状及活动度等进行判断的诊断方法。

1.颌面部

对于唇、颊和舌部的病变，可行双指双合诊检查；对于口底和下颌下区病变，可行双手双合诊检查，以便准确地了解病变的范围、质地、界限、动度，以及有无波动感、压痛、触痛和浸润等。检查时，以一只手的拇指和示指，或双手置于病变部位上下或两侧进行，并按"由后向前"顺序进行。

2.下颌下、颏下及颈部淋巴结

患者取坐位，头稍低，略偏向检查侧，检查者立于患者的右前或右后方，手指紧贴检查部位，按一定顺序，由浅入深滑动触诊。触诊顺序一般为枕部、耳后、耳前、腮、颊、下颌下及颏下，顺胸锁乳突肌前后缘、颈前后三角直至锁骨上窝。触诊检查时，应注意肿大淋巴结所在的部位、大小、数目、硬度、活动度、有无压痛、波动感，以及与皮肤或基底部有无粘连等情况。应特别注意健、患侧的对比检查。

3.颞下颌关节

以双手示指或中指分别置于两侧耳屏前方、髁突外侧,嘱患者做开口、闭口运动,可以了解髁突活动度和冲击感,需注意两侧对比,以协助关节疾病的诊断。另外,以张大嘴时上、下颌中切牙切缘间能放入患者自己横指(示指、中指和无名指)的数目为依据的张口度检查(表 1-1),也是颞下颌关节检查的重要内容。

表 1-1　张口受限程度的检查记录方法和临床意义

能放入的手指数	检查记录	临床意义
3	正常	张口度正常
2	Ⅰ度受限	轻度张口受限
1	Ⅱ度受限	中度张口受限
<1	Ⅲ度受限	重度张口受限

4.牙周组织

用示指指腹触压牙齿的唇、颊或舌侧牙龈,检查龈沟处有无渗出物。也可将示指置于患牙唇(颊)侧颈部与牙龈交界处,嘱患者做各种咬合运动,检查是否有早接触点或干扰。如手感震动较大提示存在创伤。

5.根尖周组织

用指腹扣压可疑患牙根尖部,根据是否有压痛、波动感或脓性分泌物溢出等判断根尖周组织是否存在炎症等情况。

(五)叩诊

叩诊是指用平头金属器械,如金属口镜的末端叩击牙齿,根据患者的反应确定患牙的方法。根据叩击的方向可分为垂直叩诊和水平叩诊:垂直叩诊用于检查根尖部有无炎症,水平叩诊用于检查牙齿周围组织有无炎症。

1.结果判断

叩诊结果一般分 5 级,记录如下。①叩痛(－):反应同正常牙,无叩痛。②叩痛(±):患牙感觉不适,可疑叩痛。③叩痛(＋):重叩引起疼痛,轻度叩痛。④叩痛(＋＋):叩痛反应介于(＋)和(＋＋＋),中度叩痛。⑤叩痛(＋＋＋):轻叩引起剧烈疼痛,重度叩痛。

2.注意事项

进行叩诊检查时,一定要与正常牙进行对比,即先叩正常对照牙,后叩可疑患牙。叩诊的力量宜先轻后重,健康的同名牙叩诊以不引起疼痛的最大力度为上限,对于急性根尖周炎的患牙叩诊力度要更小,以免增加患者的痛苦。

(六)咬诊

咬诊是指检查牙齿有无咬合痛和有无早接触点的诊断方法。常用的方法如下。

1.空咬法

嘱患者咬紧上、下颌牙或做各种咀嚼运动,观察牙齿有无松动、移位或疼痛。

2.咬实物法

牙隐裂、牙齿感觉过敏、牙周组织或根尖周组织炎症时,咬实物均可有异常反应。检查顺序是先正常牙、再患牙,根据患牙是否疼痛而明确患牙的部位。

3.咬合纸法

将咬合纸置于上、下颌牙列之间,嘱患者做各种咬合运动,根据牙面上所留的印记,确定早接触部位。

4.咬蜡片法

将烤软的蜡片置于上、下颌牙列之间,嘱患者做正中咬合,待蜡片冷却后取下,观察蜡片上最薄或穿破处即为早接触点。

(七)牙齿松动度检查

用镊子进行唇舌向(颊舌向)、近远中向及垂直方向摇动来检查牙齿是否松动。检查前牙时,用镊子夹住切端进行检查;检查后牙时,以镊子合拢抵住后牙面的窝沟进行检查。根据松动的幅度和方向对松动度进行分级。

(八)嗅诊

嗅诊是指通过辨别气味进行诊断的方法。有些疾病可借助嗅诊辅助诊断,如暴露的坏死牙髓、坏死性龈口炎及干槽症均有特殊腐败气味。

(九)听诊

颌面部检查中听诊应用较少,但将听诊器放在颌面部蔓状动脉瘤上时,表面可听见吹风样杂音。颞下颌关节功能紊乱时,可借助听诊器辨明弹响性质及时间。

第二节　特殊检查技术

一、牙髓活力测验

(一)温度测验

牙髓温度测验是指通过观察患者对不同温度的反应以判断牙髓活力状态的

方法。其原理:正常牙髓对温度有一定的耐受范围(20～50 ℃);当牙髓发炎时,疼痛阈值降低,感觉敏感;牙髓变性时阈值升高,感觉迟钝;牙髓坏死时无感觉。温度<10 ℃为冷刺激,>60 ℃为热刺激。

1.冷测法

可使用小冰棒或冷水。取直径 3～4 mm、长 5～6 mm 一端封闭的塑料管,管内注满水后置冰箱冷冻制备成小冰棒,将其置于被测牙的唇(颊)或舌面颈 1/3 或中 1/3 完好的釉面处数秒,观察患者的反应。

2.热测法

将牙胶棒的一端在酒精灯上烤软但不冒烟燃烧(65 ℃左右),立即置于被测牙的唇(颊)、舌面的颈1/3或中 1/3 釉面处,观察患者的反应。

3.结果判断

温度测验结果是被测可疑患牙与正常对照牙比较的结果,不能简单采用(＋)、(一)表示,其具体表示方法为以下几种。

(1)正常:被测牙与对照牙反应程度相同,表示牙髓正常。

(2)一过性敏感:被测牙与对照牙相比,出现一过性疼痛,但刺激去除后疼痛立即消失,表明可复性牙髓炎的存在。

(3)疼痛:被测牙产生疼痛,温度刺激去除后仍持续一段时间,提示被测牙牙髓存在不可复性炎症。

(4)迟缓或迟钝性疼痛:刺激去除后片刻被测牙才出现疼痛反应,并持续一段时间,或被测牙比对照牙感觉迟钝,提示被测牙处于慢性牙髓炎、牙髓炎晚期或牙髓变性状态。

(5)无反应:被测牙对冷热温度刺激均无感觉,提示被测牙牙髓已坏死。

4.注意事项

用冷水检测时,应注意按先下颌牙后上颌牙,先后牙再前牙的顺序测验,尽可能避免因水的流动而出现假阳性反应。用热诊法时,热源在牙面上停留的时间不应超过 5 秒,以免造成牙髓损伤。

(二)牙髓电活力测验

牙髓电活力测验是指通过牙髓活力电测仪来检测牙髓神经对电刺激的反应,主要用于判断牙髓"生"或"死"的状态。

1.方法

吹干、隔湿被测牙(若牙颈部有牙结石需先去除,以免影响检测结果),先将挂钩置于被测牙对侧口角,检查头置于牙唇(颊)面的中 1/3 釉面处,用生理盐水湿润的小棉球或牙膏置于检测部位做导体,调节测验仪上的电流强度,从"0"开始,缓慢增大,待患者举手示意有"麻刺感"时离开牙面,记录读数。先测对照牙,再测可疑患牙。每牙测2~3次,取其中2次相近值的平均值。选择对照牙的顺序:首选对侧正常同名牙,其次为对颌同名牙,最后为与可疑牙处在同一象限内的健康邻牙。

2.结果判断

牙髓电活力测验只有被测可疑患牙与对照牙相差一定数值时才具有临床意义。被测牙读数低于对照牙说明敏感,高于对照牙说明迟钝,若达最高值无反应,说明牙髓已坏死。

3.注意事项

(1)测试前需告知患者有关事项,说明测验目的。

(2)装有心脏起搏器的患者严禁做牙髓电活力测验。

(3)牙髓活力电测仪工作端应置于完好的牙面上。

(4)牙髓电活力测验不能作为诊断的唯一依据。如患者过度紧张、患牙有牙髓液化坏死、大面积金属充填体或全冠修复时可能出现假阳性结果,若患牙过度钙化、刚受过外伤或根尖尚未发育完全的年轻恒牙则可能会出现假阴性结果。

二、影像学检查

(一)牙片

1.牙体牙髓病

(1)龋病的诊断:牙片有助于了解龋坏的部位和范围,以及有无继发龋和邻面龋,可用于检查龋损的范围及与髓腔的关系(图1-1)。

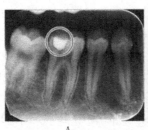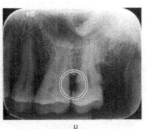

图1-1　牙片辅助诊断牙体牙髓病

A.右下第1磨牙继发龋;B.左上第2磨牙近中邻面龋

(2)非龋性疾病:可协助诊断牙齿的发育异常、牙外伤及牙根折/裂等(图1-2)。

(3)牙髓病及根尖周病的诊断:可用于鉴别根尖周肉芽肿、脓肿或囊肿等慢性根尖周病变。

(4)辅助根管治疗:可用于了解髓腔情况,如髓室、根管钙化和牙内吸收(图1-3)。

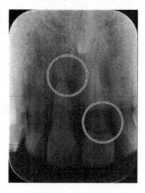

图1-2 牙片辅助诊断非龋性疾病
注:双侧上中切牙牙折

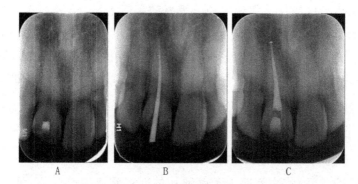

图1-3 X线辅助根管治疗
A.根管治疗术前了解髓腔和根管的解剖形态,评估治疗难易程度;B.治疗术中确定根管工作长度;C.治疗术后检查根充情况、复查评价根管治疗疗效

2.牙周病

(1)牙槽骨吸收类型:水平型吸收,多发生于慢性牙周炎患牙的前牙;垂直型吸收也称角型吸收,多发生于牙槽间隔较窄的后牙(图1-4)。

(2)牙槽骨吸收程度。①Ⅰ度吸收:牙槽骨吸收在牙根的颈1/3以内。②Ⅱ度吸收:牙槽骨吸收超过根长的1/3,但在根长的2/3以内。③Ⅲ度吸收:牙槽骨吸收超过根长的2/3(图1-5)。

3.口腔颌面外科疾病

用于检查阻生牙、埋伏牙、先天性缺牙及牙萌出状态、颌骨炎症、囊肿和肿瘤(图1-6)。

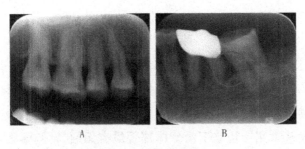

图 1-4　牙槽骨吸收

A.牙槽骨高度呈水平状降低,骨吸收呈水平状或杯状凹

陷;B.左下第 1 磨牙远中骨吸收面与牙根间有一锐角形成

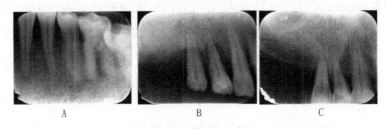

图 1-5　牙槽骨吸收程度

A.Ⅰ度吸收;B.Ⅱ度吸收;C.Ⅲ度吸收

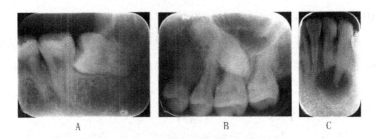

图 1-6　X 线诊断口腔颌面外科疾病

A.阻生牙;B.埋伏牙;C.根尖周囊肿

(二)𬌗片

当上、下颌根尖或者牙槽骨病变较深或者范围较大,普通牙片不能包括全病变,且无条件拍摄全口牙位曲面体层 X 线片时,常采用拍片来了解病变,一般包括以下几种。

1.上颌前部𬌗片

上颌前部𬌗片常用于观察上颌前部骨质变化及乳牙、恒牙的情况。

2.上颌后部𬌗片

上颌后部𬌗片常用于观察一侧上颌后部骨质变化的情况。

3.下颌前部𬌗片

下颌前部𬌗片常用于观察下颌颏部骨折及其他颏部骨质变化。

4.下颌横断𬌗片

下颌横断𬌗片常用于检查下颌骨体部骨质有无颊、舌侧膨胀,也可用于辅助诊断下颌骨体骨折移位及异物、阻生牙定位等。以投照软组织条件曝光可用于观察下颌下腺导管结石。

(三)全口牙位曲面体层 X 线片

全口牙位曲面体层 X 线片可分为上颌牙位、下颌牙位及全口牙位 3 种,以全口牙位最常用。其可在一张胶片显示双侧上、下颌骨、上颌窦、颞下颌关节及全口牙齿。主要用于观察上、下颌骨肿瘤、外伤、炎症、畸形等病变及其与周围组织的关系;也适用于张口困难、难以配合牙片拍摄的儿童患者等。

(四)X 线投影测量片

口腔正畸、正颌外科经典的投影测量分析通常应用头颅正位、侧位定位拍摄所获得的 X 线图像,主要用于分析正常及错𬌗畸形患者的牙、颌、面形态结构,记录颅面生长发育及矫治前后牙、颌、面形态结构的变化。

(五)电子计算机 X 线体层摄影(CT)检查

在口腔颌面部,CT 主要用于颞下窝、翼腭窝、鼻窦、唾液腺、颌骨及颞下颌关节疾病等的检查。对颌面部骨折,以及肿瘤特别是面深部肿瘤的早期诊断及其与周围重要组织的关系能提供较准确的信息,对指导手术有重要意义。

(六)口腔颌面锥形束 CT(CBCT)检查

CBCT 检查可显示平行于牙弓方向、垂直于牙弓方向和垂直于身体长轴方向的断层影像,可根据临床需要显示曝光范围内任意部位、任意方向的断层影像。多用于埋伏牙、根尖周病变、牙周疾病、颞下颌关节疾病和牙种植术的检查。

与传统 CT 检查相比,CBCT 检查具有许多优点:①CBCT 的体素小,空间分辨率高,图像质量好;②CBCT辐射剂量相对较小,平均剂量是 1.19 mSv,是传统 CT 的 1/400。

(七)磁共振成像(MRI)检查

MRI 检查主要用于口腔颌面外科肿瘤及颞下颌关节疾病的检查和诊断,尤其是颅内和舌根部良、恶性肿瘤的诊断和定位,以及脉管畸形、血管瘤的诊断和相关血管显像等方面。另外,对炎症和囊肿的检查也有临床参考价值。

三、穿刺检查

穿刺检查主要用于诊断和鉴别颌面部触诊有波动感或非实质性含液体的肿块性质,于常规消毒处理、局部麻醉后,用注射器刺入肿胀物抽取其中的液体等内容物,进行肉眼和显微镜观察。

(一)肉眼观察

通过颜色和性状的观察,初步确定是脓液、囊液还是血液。

(二)显微镜检查

不同液体在镜下有不同特点:脓液主要为中性粒细胞,慢性炎症时多为淋巴细胞,囊液内可见胆固醇结晶和少量炎症细胞,血液主要为红细胞。

(三)注意事项

(1)穿刺应在严格的消毒条件下选用适宜针头进行:①临床上,脓肿穿刺多选用8号或9号粗针;②血管性病变选用7号针;③对唾液腺肿瘤和某些深部肿瘤用6号针头行穿刺细胞学检查,或称"细针吸取活检"。除非特殊需要,多不提倡粗针吸取活检,以免造成癌细胞种植。

(2)穿刺检查应掌握正确的操作方法,注意进针的深度和方向,以免损伤重要的组织结构。

(3)临床上,如怀疑是颈动脉体瘤或动脉瘤,则禁忌穿刺。

(4)怀疑结核性病变或恶性肿瘤要注意避免因穿刺形成经久不愈的窦道或肿瘤细胞种植性残留。

四、选择性麻醉

选择性麻醉是通过局部麻醉的方法来判定引起疼痛的患牙。当临床难以对两颗可疑患牙作出最后鉴别,且两颗牙分别位于上、下颌或这两颗牙均在上颌但不相邻时,可采用选择性麻醉帮助确诊患牙。

(1)如两颗可疑痛源牙分别位于上、下颌,则对上颌牙进行有效的局部麻醉(包括腭侧麻醉)。若疼痛消失,则上颌牙为痛源牙,反之则下颌牙为痛源牙。

(2)如两颗可疑牙均在上颌,则对位置靠前的牙行局部麻醉,若疼痛消失,则该牙为痛源牙,反之则位置靠后的牙为痛源牙。其原因是支配后牙腭根的神经由后向前走行。

五、实验室检查

(一)口腔微生物涂片检查

取脓液或溃疡、创面分泌物进行涂片检查,可观察、分析分泌物的性质和感染菌种。必要时,可做细菌培养和抗生素药敏试验,以指导临床用药。

(二)活体组织检查

1.适应证

疑为肿瘤的肿块、长期不愈的口腔溃疡(>2个月)、癌前病变、结核、梅毒性病变、放线菌病及口腔黏膜病变,以及术后的标本确诊。

2.注意事项

(1)切取浅表或有溃疡的肿物不宜采用浸润麻醉,也不宜使用染料类消毒剂,黏膜病变标本取材不应<0.2 cm×0.6 cm。

(2)急性炎症期禁止活检,以免炎症扩散和加重病情。

(3)血管性肿瘤、血管畸形或恶性黑色素瘤一般不做活组织检查,以免造成大出血或肿瘤快速转移。

(4)范围明确的良性肿瘤,活检时应完整切除。

(5)疑为恶性肿瘤者,做活检的同时应准备手术、化疗或放疗,时间尽量与活检时间间隔短,以免活检切除部分瘤体组织引起扩散或转移。

(三)血液学检查

1.急性化脓性炎症

应查血常规,观察白细胞计数、分类计数。如白细胞计数升高提示有感染,但白细胞计数明显升高并有幼稚白细胞,则应考虑白血病。

2.口腔、牙龈出血

口腔黏膜有出血瘀点,有流血不止、术后止血困难,应查血常规、凝血功能检查和血小板计数。

3.口腔黏膜苍白、舌乳头萎缩、口舌灼痛

应查血红蛋白量和红细胞计数。

4.使用磺胺或抗生素类药物或免疫抑制剂药物

应定期进行血常规检查,注意白细胞的变化。

(四)尿检查

重度牙周炎、创口不易愈合的患者,应检查尿常规,检查有无糖尿病。

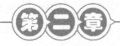

口腔疾病常见临床症状

第一节 牙 痛

牙痛是口腔临床常见的主诉之一,是患者就诊的主要原因。牙痛常由牙体、牙周组织疾病引起,但一些非牙源性疾病如神经痛、恶性肿瘤、心绞痛等全身疾病也可引起牙痛。因此,以牙痛为主诉的患者,必须详细询问病史,做全面的检查,从而准确地做出诊断。

一、临床诊断

(一)病史

1.现病史

(1)疼痛的起始时间、可能的原因及加重或缓解的因素。

(2)疼痛的部位、性质、程度及发作的时间。

(3)疼痛与治疗的关系。

2.既往史

(1)是否有修复、正畸及拔牙等治疗史。

(2)是否有颌面部外伤史,是否有咬硬物、夜磨牙及紧咬牙等不良习惯。

(3)有无上颌窦炎、中耳炎、颞下颌关节病、三叉神经痛、颌骨骨髓炎及口腔颌面部肿瘤等邻近器官的疾病。

(4)是否有头颈部放疗史,有无白血病、心血管系统疾病、雷诺病、神经官能症及癔症,是否处于月经期、产褥期及围绝经期等。

(二)临床检查

(1)患者主诉患侧上、下颌牙齿有无龋坏,特别应注意检查牙齿的邻面颈部、基牙及不良修复体边缘处牙体组织的隐蔽部位;全冠修复且冠殆面已被磨穿的牙齿;有无充填体或修复体;有无楔状缺损、牙隐裂、畸形中央尖、牙内陷、咬合创伤及外伤牙折;有无深牙周袋、龈乳头红肿、坏死、牙周组织急性炎症或脓肿;有无拔牙创伤的感染;口腔前庭沟及面部有无肿胀;开口是否受限,颞下颌关节有无弹响、压痛。

（2）叩诊:垂直及侧方叩诊有无不适或疼痛。

（3）咬诊:有无早接触,有无咬合不适或咬合痛。

（4）扪诊:可疑患牙根尖部有无压痛、肿胀,以及其质地和范围;上颌窦区及颞下颌关节区有无压痛;下颌下淋巴结有无压痛。

（5）牙髓活力检测有无异常。

（6）X线检查:可发现隐蔽部位的龋齿、髓石、牙内吸收、牙外吸收、牙根纵裂、根折、根分叉和根尖部疾病(如肉芽肿)等;可检查充填体和髓腔的距离,充填体与洞壁间是否存在密度降低区;可发现有无阻生牙或埋伏牙、牙槽骨有无破坏、上颌窦与颌骨内部有无肿物、颞下颌关节有无病变。

（7）其他:必要时,应同相关科室会诊,以排除心脏、血液及精神等全身性疾病。

(三)鉴别要点

牙痛不仅可发生于不同类型的牙源性疾病,也可存在于非牙源性疾病。因此,应对患者的主诉、体征、病史及全身状况进行综合分析以鉴别不同的疾病。

1.神经系统疾病

三叉神经痛表现为阵发性剧痛,性质如针刺、刀割、撕裂、电击,咀嚼、说话及触摸面部某处可引起疼痛,可持续数秒至1～2分钟,无夜间痛及冷、热刺激痛。无明显牙体、牙周疾病;患者的主述可能与某一患牙有关,但患牙经相关治疗后疼痛仍存在;有"扳机点",触该点后立刻引发沿三叉神经分布区域的剧烈疼痛,间歇期疼痛消失。疼痛发作时患者为了减轻疼痛可做出各种特殊动作,发作时还常伴有颜面表情肌的痉挛性抽搐。

2.全身疾病

（1）缺血性心脏病:左侧牙齿阵发性痛,但同时左颊不痛,无冷热刺激痛,不能指明患牙部位;有冠心病史、心绞痛史的患者,牙无异常,如有患牙,其症状和治疗与本次疼痛无关。心肌梗死或心绞痛时疼痛放射至颈、颊肌及下颌缘,心电图检查可帮助诊断。

（2）白血病:阵发性自发痛、不能定位,高热、呈急重病容。牙龈肿胀苍白,可无牙体疾病,多个牙齿温度测试可有疼痛。体温升高,白细胞计数明显增高。

(3)癔症、神经衰弱、更年期:自发性、阵发性或持续性痛,不能指明疼痛部位,无明显诱因,无冷热刺激痛。无牙体、牙周疾病,如有患牙,其症状和治疗与疼痛无关;体征与主诉不相符;牙髓温度测试反应正常。有癔症、神经官能症及围绝经期综合征病史。

二、治疗

(1)急性牙髓炎和急性根尖周炎:应急症行开髓减压引流术。如已形成骨膜下或黏膜下脓肿,应切开引流。对于无保留价值的牙可拔除,但根尖周炎急性期应根据牙位、难易程度决定是否拔牙。

(2)急性牙周脓肿或冠周炎:脓肿尚未形成者,用生理盐水冲洗龈袋或牙周袋,局部涂或龈袋内置碘甘油等,全身辅以抗生素治疗;脓肿已形成者,应及时切开引流。

(3)创伤性牙周膜炎:由于多为咬合创伤引起,可调磨患牙或对牙,消除早接触。

(4)对于邻近组织疾病及全身疾病所引起的牙痛,主要原因在于原发疾病的治疗,应视患者的情况对相关疾病进行治疗。

三、注意要点

牙痛是口腔临床常见的主诉之一,临床常见于以牙体、牙髓炎为代表的牙源性疾病。但对于以牙痛为主诉的患者,不应仅将思维局限于牙源性疾病,还要注意与非牙源性疾病鉴别。应仔细询问患者并行全面检查,综合分析以作出正确的诊断,特别要重视鉴别缺血性心脏病和恶性肿瘤引发的牙痛。

第二节 出 血

口腔牙龈、颌面部出血是口腔最常见的急诊症状之一。引起出血的原因:炎症(如龈炎、牙周炎)、手术(如拔牙后出血及口腔颌面部术后出血)、损伤、肿瘤(如牙龈瘤、血管瘤破裂或恶性肿瘤侵蚀所致出血)和全身因素(如出血性紫癜、血友病、白血病等血液疾病,慢性肝炎、肝硬化等肝脏疾病,长期服用抗凝血药物的患者,月经期代偿性出血)。

一、临床诊断

(一)病史

(1)出血的诱因,是否受到外伤和刺激,可能的出血原因。

(2)出血的持续时间,出血的剧烈程度,是否有自限性。

(3)是否有牙周疾病和口腔黏膜疾病的病史。

(4)是否有全身疾病的病史,有无血液病及肝、脾功能异常等。

(5)是否处于妊娠期。

(6)是否有长期服用抗凝血药物史。

(7)是否有良好的口腔卫生习惯。

(二)临床检查

(1)出血的部位是否局限于某个部位。

(2)出血部位有无促进因素存在,如不良修复体或食物嵌塞。

(3)出血的性质是可以自行止血,还是流血不止。需区分动脉性、静脉性和毛细血管性出血。①动脉性出血:呈喷射状,出血量极多,血液鲜红色,有时可见动脉搏动。②静脉性出血:呈汹涌状,出血量多,血液暗红色。③毛细血管出血:呈渗出状,出血量少,血液暗红色或紫红色。

(4)对于术后出血需区分原发性、继发性和反应性出血。①原发性出血:术后出血未停止。②继发性出血:发生于术后 48 小时或术后数天,多与感染有关。③反应性出血:见于术后,常为应用肾上腺素后局部血管扩张所致。

(5)其他部位的出血情况,皮肤是否有出血点和瘀斑存在。

(6)口腔内是否有肿块的存在。

(7)口腔卫生状况,有无龈炎或牙周炎,牙石及菌斑分布。

(三)实验室检查

如怀疑为血液系统疾病时,应做血常规、出血时间检查和凝血时间检查。

1.紫癜

血小板计数减少,出血时间延长,血块收缩不良。

2.血友病

凝血时间延长,第Ⅷ、Ⅸ或Ⅺ因子缺乏。

3.白血病

白细胞计数增加,出现大量原始白细胞或幼稚细胞。

(四)鉴别诊断

1.慢性牙龈出血

主要原因为局部因素引起的牙龈慢性炎症,如龈缘炎、牙周炎、增生性龈炎、食物嵌塞、咬合创伤和不良修复体等,牙龈出血缓慢且易自行停止。口腔卫生极差,可见软垢。

2.急性龈炎症性疾病

如疱疹性龈炎和坏死性龈炎所致的牙龈出血较多,且常不易自行停止。坏死性龈炎还常于夜晚睡眠时发生显著的牙龈出血,与口腔卫生不良、精神紧张和过度劳累有关,患者多有吸烟的不良习惯。妊娠期龈炎,患者处于妊娠期,牙龈鲜红而松软,轻触极易出血,有时自动出血,其所引发的出血在分娩后多可停止或减轻。

3.牙龈瘤

患者以女性多见,青年及中年人常见。多发生于龈乳头部,位于唇、颊侧者较舌、腭侧者多,最常见的部位是前磨牙区。肿块较局限,呈圆球或椭圆形,一般生长较慢,但在女性妊娠期可能迅速增大,较大的肿块可遮盖一部分牙及牙槽突,表面可见牙齿压痕。随着肿块增长 X 线检查可见骨质吸收,牙周膜增宽的阴影。牙可能松动、移位。

4.颌面部损伤和术后出血

损伤和手术史是重要的诊断依据。另外,牙龈外伤,如肉骨、鱼刺的刺入,刷牙或牙签的损伤均可引起牙龈出血,但一般均较为短暂,去除外伤因素后多可自行停止。

5.肿瘤

颌骨、牙龈及舌等部位的肿瘤均可表现为牙龈和舌等部位的出血。

6.某些全身性系统疾病

由于凝血功能的变化也可引起牙龈出血,如缺铁性贫血、溶血性贫血、骨髓再生障碍、白血病、血小板减少性紫癜、血友病、慢性肝炎及肝硬化、脾功能亢进、高血压等。全身疾病导致牙龈出血的共同特点是牙龈出血多为自发性持续性流血,口腔内黏膜和全身其他部位的皮下也可能有出血或瘀斑,并有全身症状和其他的口腔表征。根据血常规、骨髓穿刺和其他的特殊检查,多可明确诊断。

二、治疗

(一)牙龈出血

(1)牙龈出血多发生于龈缘或龈乳头处。处理时应首先去除血块,找到出血点。止血方法:①1%~3%过氧化氢局部冲洗常可止血;②肾上腺素棉球局部压迫；③擦干血迹用苯酚（乙醇还原）或三氯化铁烧灼出血点或用小棉球充塞龈乳头间隙，但使用时应注意勿灼伤正常组织。

（2）因感染而导致的出血，除局部处理外，应同时使用抗生素药物控制感染。

（二）拔牙后出血

首先去除口腔内血液及牙槽窝内过高的血凝块，明确出血点后，再分别处理。

（1）牙龈撕裂出血：缝合止血。

（2）龈缘渗血：用纱布加止血粉或肾上腺素加压止血。

（3）牙槽窝出血：牙槽窝内置入抗生素吸收性明胶海绵，再于其上置纱布卷嘱患者咬合即可止血；若出血量多，大量涌出时，如下颌第3磨牙拔除后下牙槽血管破裂所致，可用碘仿纱条填塞压迫，并加以缝合止血，纱条应于2～3天逐步取出。

（4）牙槽窝出血如为肉芽组织感染所致，应彻底刮尽肉芽组织、冲洗，让新鲜血液重新充盈牙槽窝，咬合止血。牙槽窝内如有残留的牙碎片、异物等须一并刮除，根据感染情况给予抗生素。

（三）损伤性出血

一般，损伤性出血在伤口清创术后出血即可停止；动脉性出血应找出血管断端结扎止血；静脉性出血以压迫止血为主，局部应用止血药物或血管收缩剂；若出血量较大应行结扎止血；若是血肿应抽去血性液体后加压包扎止血。

（四）术后出血

术后出血应根据出血的性质和出血量来处理。一般小的出血采用局部加压包扎即可；如较大血管出血或加压包扎无效者应打开创口，清除血凝块，找到出血点，予以结扎或缝扎。手术区的血肿，出血已停止，应拆除数针缝线，去除血凝块后加压包扎，并放置引流。

（五）肿瘤出血

若是晚期恶性肿瘤出血，一般以局部压迫为主，全身辅以止血药物；若是动脉受侵出血，应行颈外动脉结扎，局部缝扎或填塞止血；颌骨中性血管瘤误拔牙后引起的出血，则先以碘仿纱条填塞或手指压迫为主，待血基本止住后，立即或2天后行栓塞颈外动脉治疗。注意栓塞治疗必须在1周内完成，否则可引起再次大出血并导致生命危险。

（六）血液疾病

有凝血机制障碍者，在炎症、手术或损伤后常出血不止，其局部处理与上述方法相同。但除局部处理外，还应查明出血原因，重点在于全身治疗，如血友病患者应针对性输入第Ⅷ因子等,一般血液病患者出血应请相关科室协助处理。

三、注意要点

(1)牙龈出血常由炎症等局部因素引起,但应警惕全身疾病,如血液性疾病等。若由全身性因素导致,除局部处理外,重点在于全身治疗。

(2)尽管颌骨中央性血管瘤并不常见,但颌骨中央性血管瘤误拔牙后会引起严重的大出血,甚至危及生命。因此,在拔牙中出现较为严重的大出血时,除了要考虑下牙槽血管损伤或颌骨骨折外,还应考虑颌骨中央性血管瘤的可能。建议牙槽外科拔牙前最好行全口牙位曲面体层 X 线片(俗称全景片)等影像学检查,初步排除颌骨中心性血管瘤。

(3)对精神高度紧张的患者应给予镇静剂,以免情绪过分激动、血压升高而加重出血,尤其是有高血压的患者更应重视其心理安抚。

(4)对于为防治心脑血管疾病、冠状动脉搭桥等术后长期使用抗凝血药物的患者,在行口腔颌面部牙周治疗、拔牙及其他手术时,术前应充分评估术后出血风险,并采取必要措施。

第三节　张口受限

正常人的自然张口度约相当于自身示指、中指、无名指三指末节合拢时的宽度,平均约为 4 cm。张口度小于正常值即为张口受限。引起张口受限的口腔颌面部疾病主要有颞下颌关节疾病、颌面部感染性疾病、颌面部创伤、颌面部恶性肿瘤、破伤风及癔症等。

一、临床诊断

(一)颞下颌关节紊乱病

1.好发年龄段

颞下颌关节紊乱病好发于青壮年,以 20～30 岁患病率最高。多数属关节功能紊乱,也可累及关节结构,甚至发生器质性破坏。常表现为三大症状:①颞下颌关节区及周围酸胀或疼痛,咀嚼及张口时明显加重;②张口和闭口运动时,颞下颌关节弹响、杂音;③张口受限、开口过大或开口时下颌偏斜等运动障碍。病程一般较长,反复发作,可有自限性。

2.影像学检查

(1)X线平片(关节许氏位和髁突经咽侧位)和CBCT检查:了解关节间隙改变和骨质改变。如硬化、骨破坏和增生、囊样变等。

(2)关节造影和MRI检查:了解关节盘移位、穿孔,关节盘诸附着的改变以及软骨面的变化。

(3)关节内镜检查:可发现关节盘和滑膜充血、渗血、粘连及"关节鼠"等。

(二)颞下颌关节强直

1.颞下颌关节强直

颞下颌关节强直指因器质性病变导致长期开口困难或完全不能开口。临床上,可分为关节内强直和关节外强直两类。关节内强直多数发生在15岁以前的儿童,常见的原因是儿童时期颞下颌关节损伤(颏部对冲伤和产钳伤)、化脓性中耳炎及下颌骨骨髓炎等。开放性骨折、火器伤、烧伤及术后创面处理不当导致的关节外瘢痕挛缩,以及放疗后软组织广泛纤维性变造成的颌间瘢痕挛缩是引起关节外强直的常见病因。

2.临床表现

(1)关节内强直的临床表现。①进行性开口困难或完全不能开口有多年病史。②由于咀嚼功能的减弱和下颌的主要生长中心髁突被破坏,出现面下部发育障碍畸形。表现为面容两侧不对称,颏部偏向患侧。患侧下颌体、下颌支短小,相应面部反而丰满;双侧强直者,表现为下颌内缩、后退,形成小颌畸形。发病年龄越小,下颌发育障碍畸形越严重。③患侧髁突活动减弱或消失。④X线检查:正常关节解剖形态消失,关节间隙模糊或消失,髁突和关节窝融合成骨球状,严重者下颌支和颧弓甚至可完全融合呈T形。

(2)关节外强直的主要症状:开口困难或完全不能开口,但面下部发育障碍畸形的关系错乱,均较关节内强直为轻。口腔或颌面部可见瘢痕挛缩或缺损畸形。多数患侧髁突可有轻微运动度,侧方运动度更大。X线检查一般髁突、关节窝和关节间隙清楚可见。

(三)急性化脓性颞下颌关节炎

1.病因

开放性髁突骨折时可由细菌感染附近器官或皮肤化脓性病灶扩散引起,也可因脓毒血症、败血症等血源性感染引起,偶尔也可由医源性(如关节腔内注射、关节镜外科等)感染造成。

2.临床表现

(1)关节区可见红肿,压痛明显,尤其不能上、下咬合,稍用力即可引起关节区剧痛。

(2)关节腔穿刺可见关节液浑浊,甚至为脓液,涂片镜下可见大量中性粒细胞。

(3)血液实验室检查见白细胞总数增高,中性粒细胞比例上升,核左移,有时可见细胞内有中毒颗粒。

(4)X线检查可见关节间隙增宽,后期可见髁突骨质破坏。

(四)类风湿性颞下颌关节炎

(1)成人和儿童类风湿关节炎中超过 50%的患者中颞下颌关节会被侵及,但常为最后被侵及的关节。

(2)疼痛、肿胀和运动受限是最常见的症状。对儿童来说,髁突破坏可导致生长紊乱及面部畸形,随后出现关节强直的情况。早期颞下颌关节 X 线检查正常,但以后可显示骨破坏,并可引起前牙开畸形。

(3)颞下颌关节的炎症伴有多发性关节炎,实验室检查可证实诊断。

(五)智齿冠周炎

(1)上、下颌第 3 磨牙萌出不全或阻生时,牙冠周围软组织发生的炎症,称为智齿冠周炎。临床上,以下颌第 3 磨牙最为常见。

(2)智齿冠周炎常以急性炎症形式出现。初期,全身一般无反应,患者自觉患侧磨牙后区胀痛不适,进食咀嚼、吞咽及开口活动时疼痛加重;如病情继续发展,局部可呈自发性跳痛或沿耳颞神经分布区产生放射性痛;若炎症侵及咀嚼肌时,可引起咀嚼肌的反射性痉挛而出现不同程度的张口受限,甚至"牙关紧闭"。探针检查可触及未萌出或阻生智齿牙冠的存在。X线检查可帮助诊断。

(六)颌面部间隙感染

(1)口腔颌面部间隙感染,如咬肌间隙、翼下颌间隙、颞下间隙及颞间隙感染可出现张口受限症状。

(2)口腔颌面部间隙感染常见牙源性或腺源性感染扩散所致。下颌智牙冠周炎及下颌磨牙根尖周炎、牙槽脓肿扩散是导致咬肌间隙感染和翼下颌间隙感染的常见原因。因此,患者常先有牙痛史,继而出现张口受限。另外,下牙槽神经阻滞麻醉时消毒不严或下颌阻生牙拔除时创伤过大,也可引起翼下颌间隙感染。颞间隙感染常由邻近间隙感染扩散引起,耳原性感染(化脓性中耳炎、颞乳突炎)、颞部疖痈及颞部损伤继发感染也可波及。颞下间隙感染可从相邻间隙,如翼下颌间隙等感染扩散而来,也可因上颌结节、卵圆孔及圆孔阻滞麻醉时带入感染,或由上颌磨牙的根尖周感染或拔牙后感染引起。

(3)除张口受限外,咬肌间隙感染的典型症状是以下颌支和下颌角为中心的咬肌区肿胀、变硬及压痛。翼下颌间隙感染表现为咀嚼食物及吞咽疼痛,翼下颌皱襞处黏膜水肿,下颌支后缘稍内侧可有轻度肿胀、深压痛。颞间隙感染表现为颞部或邻近区域广泛凹陷性水肿、压痛及咀嚼痛。颞下间隙位置深在、隐蔽,感染时外观表现常不明显,仔细检查可发现颧弓上、下及下颌支后方轻微肿胀,有深压痛。

(4)穿刺对确定深部有无脓肿形成和脓肿的部位有重要的意义。必要时B超和CT等辅助检查可明确脓肿的部位和大小。细菌培养和药敏试验等实验室检查对于合理使用抗菌药物有重要参考价值。

(七)下颌阻生第3磨牙拔除术后

1.术后

拔牙术后的单纯反应性开口困难主要是拔除下颌阻生牙时,颞肌深部肌腱下段、翼内肌前部和颞下颌关节受到创伤及创伤性炎症激惹,产生反射性肌痉挛造成的。

2.临床特点

(1)拔牙过程长,术中敲击、撬动力较大,术后局部反应常较重。

(2)术前患者已有弹响、绞锁等颞下颌关节症状者,拔牙后更易并发张口受限。

(八)颌面部损伤

(1)颌面部损伤,特别是下颌骨骨折,由于疼痛和升颌肌群痉挛而出现张口受限。

(2)颧骨、颧弓骨折,骨折块发生内陷移位,压迫了颞肌和咬肌,阻碍喙突运动,从而致张口受限。

(九)颌面部深部恶性肿瘤

1.引起张口受限或牙关紧闭的疾病

上颌窦癌、颞下窝肿瘤、翼腭窝肿瘤、腮腺恶性肿瘤及鼻咽癌等均可引起张口受限或牙关紧闭。

2.临床特点

(1)恶性肿瘤患者的发病年龄相对较大。

(2)张口受限一般呈渐进性加重。除张口受限外,肿瘤侵犯周围组织可出现三叉神经疼痛、面瘫、听力下降及复视等神经症状,以及鼻塞、涕中带血、耳闷堵感、面部和上腭肿胀、头痛等症状。

(3)CT 和 MRI 等影像学检查表现为关节周围不规则软组织影,其内密度不均匀、边缘模糊,可侵犯骨质。

(4)鼻纤维内镜活检可确诊鼻咽癌。

(5)与颞下颌关节紊乱病导致的张口受限的鉴别要点:颞下颌关节紊乱病除张口受限外,往往伴有关节区疼痛、弹响等病史。另外,张口受限可有缓解史。

(十)癔症性牙关紧闭

此病多发于女性青年。既往有癔症史,有独特的性格特征,一般在发病前有精神因素,然后突然发生开口困难或牙关紧闭。如有全身其他肌痉挛或抽搐症状伴发,则较易诊断。

(十一)破伤风牙关紧闭

1.病因

破伤风牙关紧闭是由破伤风杆菌引起的一种以肌肉阵发性痉挛和紧张性收缩为特征的急性特异性感染。

2.临床特点

(1)一般有外伤史。

(2)痉挛通常从咀嚼肌开始,先是咀嚼肌少许紧张,即患者感到开口受限;继之出现强直性痉挛呈牙关紧闭;同时还因表情肌的紧缩使面部表情特殊,形成"苦笑"面容,并可伴有面肌抽搐。

(3)对怀疑破伤风的患者,可采用被动血凝分析测定血清中破伤风抗毒素抗体水平。抗毒素滴定度超过 0.01 U/mL 者可排除破伤风。

二、治疗

(一)颞下颌关节紊乱病治疗

应遵循一个合理的、合乎逻辑的治疗程序:①应先用可逆性保守治疗(服药、理疗、黏弹剂补充疗法和板等);②然后用不可逆性保守治疗(调𬌗、正畸、修复治疗等);③最后选用关节镜外科和各种手术治疗。要重视改进全身状况和患者的精神状态。同时对患者进行医疗知识教育,内容包括张口训练、自我关节保护(如颌面部保暖、咀嚼肌按摩)、改变不良生活行为(如偏侧咀嚼、喜食硬食、大笑或打哈欠时张口过大)。具体治疗方法如下。

1.药物治疗

(1)口服药物:非甾体抗炎药(例如,双氯芬酸钠、布洛芬等)、盐酸氨基葡萄糖及硫酸软骨素等。

(2)颞下颌关节腔注射药物：2％利多卡因、1％透明质酸钠、糖皮质激素(例如,倍他米松、泼尼松龙混悬液)等。

2.手术治疗

(1)关节镜外科手术。如关节腔灌洗、粘连松解及关节盘穿孔修补。

(2)关节盘摘除术。

(3)髁突高位切除术。

3.其他治疗

(1)超短波、离子导入、微波及激光等局部理疗。

(2)义齿修复、调、正畸治疗以矫正咬合关系。

(3)调节精神状态和积极的心理治疗。

(4)针刺疗法。

(二)颞下颌关节强直治疗

关节内强直和关节外强直一般都需采用外科手术治疗。

(1)治疗关节内强直的手术有髁突切除术及颞下颌关节成形术。

(2)关节外强直手术是切断和切除颌间挛缩的瘢痕,凿开颌间粘连的骨质,恢复开口度。如瘢痕范围较小,可用断层游离皮片移植消灭瘢痕切除,松解后遗留的创面;如果挛缩的瘢痕范围较大,则应采用额瓣或游离皮瓣移植修复。

(三)急性化脓性颞下颌关节炎治疗

全身应用足量、有效的抗生素;关节腔冲洗,腔内直接注入有效的抗生素;若化脓性炎症不能控制,全身中毒症状严重者,应做切开引流术;在急性炎症消退后,鼓励患者进行开口练习。

(四)类风湿性颞下颌关节炎治疗

(1)治疗同其他关节的类风湿关节炎,夜间口腔导板常有助于治疗。

(2)急性期可给予非甾体抗炎药,并限制下颌运动;当症状减轻时,轻度的下颌运动练习有助于预防运动能力的过度丧失。

(3)如发展成关节强直,则需手术治疗,但疾病未静止前不宜施行手术。

(五)智齿冠周炎的治疗

急性期时,以消炎、镇痛、切开引流及增强全身抵抗力为主。进入慢性期后,应尽早拔除,以防感染再发。

三、注意事项

(1)张口受限常由于咀嚼肌群或颞下颌关节受累引起,主要病因:①颞下颌关节紊乱病和关节强直等颞下颌关节疾病；②智齿冠周炎、颌面部间隙感染等感染性疾病；③也可因肿瘤、外伤骨折或瘢痕挛缩等所致。应仔细鉴别，给予相应治疗。

（2）颞下颌关节紊乱病是导致张口受限最为常见的原因之一。引起张口受限的颞下颌关节紊乱病中的常见临床分类有不可复性盘前移位、骨关节炎、咀嚼肌痉挛及滑膜炎等。

（3）智齿冠周炎也是导致张口受限常见原因之一。临床上，以下颌第3磨牙最为常见，但上颌第3磨牙冠周炎导致的张口受限，特别是患者机体抵抗能力较强、局部症状不明显时，极易误诊为颞下颌关节疾病。在临床工作中应引起足够的重视。

（4）下颌阻生牙拔除时，由于对颞肌、翼内肌、咬肌、颞下颌关节的创伤激惹，产生反射性肌痉挛可造成术后张口受限。一般通过对症处理，随着炎症反应的消退，辅以张口训练可自行恢复。但仍有数周不能恢复的个别病例，可给予关节腔药物注射以帮助恢复张口度。

（5）颌面部瘢痕：如颌间瘢痕挛缩，烧伤及放疗等导致的关节周围和（或）颌面深部瘢痕等可致张口受限。近年来，随着头颈部肿瘤放疗技术在临床上的广泛应用，放疗后颌面颈部肌肉等软组织的纤维化，引起的张口受限的病例有增加趋势，应引起关注。

（6）耳源性疾病：如外耳道疖和中耳炎症也常放射到关节区产生疼痛并影响开口。

（7）破伤风：由于初期症状可表现为开口困难或牙关紧闭而来口腔科就诊，应与颞下颌关节紊乱病鉴别，以免延误早期治疗的时机。

（8）上颌窦后壁、颞下窝、翼腭窝等深在部位的恶性肿瘤一般不易被查出，出现张口受限症状易被误诊为颞下颌关节紊乱病，甚至进行了不恰当的治疗，失去了肿瘤早期根治的良机。临床工作中应引起重视。

第四节　颌面部肿胀

颌面部肿胀是临床常见的一种客观体征，是由于各种原因导致毛细血管通透性改变、组织间隙积液过量、淋巴回流障碍，以及血管和淋巴管畸形的病理学现象。由于颌面部特殊的解剖学关系,此区域很多疾病均可以局部肿胀的形式表现出来。临床口腔颌面部肿胀的常见病因:①感染,可分为化脓性或特异性两大类。化脓性感染如根尖周病和牙周疾病、智齿冠周炎、间隙感染、骨髓炎及淋巴结炎等。②唾液腺疾病,包括流行性腮腺炎、阻塞性腮腺炎、涎石病及舍格伦综合征等。③外伤导致的血肿、气肿和创伤性水肿。④血管瘤和脉管畸形。⑤过敏或血管神经性水肿。⑥全身性疾病,如肾炎性水肿、库欣综合征及 IgG4 相关性疾病等。

一、临床诊断

(一)病史和查体要点

1.肿胀部位

单侧、双侧,颞区、颧区、眶区、鼻区、唇区、颊部、咬肌区、腮腺区、下颌下区、口内硬腭区、软腭区、舌根部、舌前部、口底部深浅及界限范围。

2.肿胀时间

数分钟、数小时、数天、数月或数年,或者出生后即发现局部肿胀。

3.肿胀性质

软、韧、硬,有无波动感,有无压痛,局部是否发红、发热,压诊有无凹陷。

4.肿胀原因

有无过敏史、外伤史、手术史、炎症史或其他原因。

5.辅助检查

必要时做穿刺检查、彩超、X 线检查或 CT 检查、血常规、尿常规、活体组织病理学检查等。穿刺出的液体的色泽及性质如何,彩超检查是否有囊性病变或血流变化,X 线检查或 CT 检查是否有占位病变,血常规、尿常规化验血三系及尿蛋白是否正常等。

(二)鉴别诊断

1.根尖周病、牙周病

肿胀区域的牙齿存在深龋、残根、牙龈萎缩及红肿,曾有刺激性疼痛、牙髓炎症状、患牙伸长和咬合痛、牙龈出血、牙周袋形成和溢脓等症状。根尖片有利于进一步明确诊断。

2.智齿冠周炎

患者常自觉患侧磨牙后区反复胀痛不适,局部可呈自发性跳痛或放射痛,可伴不同程度的张口受限。口内检查可见智齿萌出不全,周围软组织及牙龈红肿、触痛,挤压可见脓液流出。X 线检查可进一步帮助诊断。

3.颌面部间隙感染

颌面部间隙感染初期表现为蜂窝织炎,后可形成脓肿。特点是局部皮肤红肿发亮,皮温高,触诊有波动感,压痛明显,穿刺有脓,常伴全身症状。白细胞计数总数和中性粒细胞计数升高。

4.化脓性颌骨骨髓炎

化脓性颌骨骨髓炎多为牙源性感染。急性期表现为局部剧烈跳痛,面颊部软组织肿胀出血,伴有全身发热、寒战等;慢性期病情发展缓慢,局部肿胀,皮肤微红,口腔内或面颊部可出现多个瘘孔溢脓,肿胀区牙松动。患侧下唇麻木是诊断下颌骨骨髓炎的有力证据。在慢性期颌骨已有明显破坏后,X线检查才具有诊断价值。

5.淋巴结炎

淋巴结炎主要表现为下颌下、颏下及颈深上群淋巴结、耳前及耳下淋巴结炎症。局部淋巴结肿大变硬,自觉疼痛或压痛,病变主要在淋巴结内出现充血、水肿。淋巴结尚可移动,边界清楚,与周围组织无粘连。

6.流行性腮腺炎

流行性腮腺炎是由流行性腮腺炎病毒引起的急性传染病,有明显接触史及春秋季节性流行,多发生于 5～15 岁的儿童,常双侧腮腺同时或先后发生。一般一次感染后可终身免疫。腮腺肿大、充血及疼痛,但腮腺导管口无红肿,唾液分泌清亮无脓液。血液中白细胞计数大多正常或稍增高,90%的患者血清淀粉酶有轻度或中度增高,尿中淀粉酶也上升。

7.阻塞性腮腺炎

阻塞性腮腺炎多由于导管狭窄引起,大多发生于中年,多为单侧受累。患者有腮腺区进食肿胀史,挤压腺体,腮腺导管口流出浑浊液体。腮腺造影显示主导管、叶间、小叶间导管部分狭窄、部分扩张,呈腊肠样改变。

8.涎石病

腺体或导管内发生钙化性团块而引起的病变,85%左右发生于下颌下腺。表现为下颌下腺区进食反复肿胀,有时疼痛剧烈,呈针刺样,称为"涎绞痛"。检查腺体呈硬结性肿块,导管口可有脓性或黏液脓性唾液流出。X线检查可确诊。

9.舍格伦综合征(干燥综合征)

舍格伦综合征是自身免疫性疾病,主要表现为眼干、口干、唾液腺及泪腺肿大、类风湿关节炎等结缔组织疾病。唾液腺造影及实验室免疫检查、唇腺活检均是诊断此疾病的重要诊断依据。临床上,仅表现为干燥综合征,即唾液腺、泪腺等外分泌腺功能障碍称为原发性舍格伦综合征;若合并有其他自身免疫性疾病则称为继发性舍格伦综合征。

10.外伤所致的颌面部肿胀

外伤所致颌面部有血肿、气肿及水肿。

(1)血肿特点:有外伤史或手术史,皮下或黏膜下淤血,初期呈紫红色、后期转为青色,触诊柔软,边界尚清,穿刺有血。

(2)气肿特点:有外伤史或拔牙(阻生牙拔除)创伤史,皮下气肿发展快,触诊柔软,捻发音明显,边界不清,无压痛。

(3)创伤性水肿特点:有外伤史、手术史、烧伤史或低温冷冻史。创伤性水肿为创伤区软组织明显肿胀,皮肤紧而发亮,轻度压痛,边界尚清。

11.囊肿

囊肿是一种良性疾病,外有囊壁,内有液体或其他成分。颌面部软组织囊肿一般触诊质地较软,边界较清,无压痛,可以活动。一般无自觉症状,如继发感染可通过疼痛、化脓穿刺检查及 CT 检查进行有效诊断。

12.血管瘤和脉管畸形

浅表病损呈蓝色或紫色,边界不清,扪之柔软,体位移动试验阳性;微静脉畸形常沿三叉神经分布区分布,呈鲜红或紫红色,与皮肤表面平齐,周界清楚;动静脉畸形病损高起呈念珠状,表面温度较正常皮肤为高,患者可自行感觉到搏动,扪诊有震颤感,听诊有吹风样杂音。

13.血管神经性水肿

血管神经性水肿是一种急性局部反应型的黏膜皮肤水肿,特点是有变应原接触史。急性发病,肿胀迅速、界限不清,触诊质地坚韧、无压痛,皮肤紧张发亮,常发生在唇、口、面颊部。肿胀可在数小时或 1～2 天消退,不留痕迹,但能复发。

14.全身性疾病

(1)肾炎性水肿:水肿多从眼睑、颜面部开始。如急性肾小球肾炎,80％以上患者均有水肿,常为该病的初发表现,典型表现为晨起眼睑水肿或伴有下肢轻度可凹性水肿。除水肿外,可表现为血尿、高血压及肾功能异常等。

(2)库欣综合征:为各种病因造成肾上腺分泌过多糖皮质激素所致病症的总称。典型表现为向心性肥胖、满月脸、多血质、紫纹、肌无力及神经系统疾病、免疫功能降低、性功能障碍等。

(3)IgG4 相关性疾病:是一种与 IgG4 相关,累及多器官或组织的慢性、进行性自身免疫性疾病。该病临床谱广泛,包括自身免疫性胰腺炎、肾小管间质性肾炎及腹膜后纤维化等多种疾病。其中累及泪腺、腮腺和下颌下腺者,亦称米库利奇病。米库利奇病患者有显著的泪腺、唾液腺肿胀,但口干、眼干症状较干燥综合征轻,且血清 IgG4 水平显著升高(1 350 mg/L 以上),病理学检查可见组织中有大量 IgG4 阳性淋巴细胞浸润。

15.肿胀症状

另外,出现肿胀症状的患者尚需与颌面部良、恶性肿瘤及颌骨畸形相鉴别。

(1)良性肿瘤:大多为膨胀性生长,一般生长缓慢,外表形态多为球形、椭圆形、分叶状,一般质地中等。良性肿瘤因有包膜,故与周围正常组织分界清楚,多能移动。良性肿瘤一般无自觉症状,但如压迫邻近神经,继发感染或恶变时,则发生疼痛。

(2)恶性肿瘤:一般生长较快,无包膜,边界不清,肿块固定,与周围组织粘连而不能移动,常发生表面坏死,溃烂出血,并有恶臭、疼痛。当其向周围浸润生长时,可破坏邻近组织器官而发生功能障碍,可发生颈部淋巴结转移。CT 及 MRI 检查可协助判定肿瘤的性质、范围,为诊断、治疗提供参考,活体组织检查是诊断"金标准"

二、治疗

(一)牙体牙髓疾病

需行相应牙体牙髓科和牙周科的专科治疗,消除病因。

(二)智齿冠周炎

在急性期应以消炎、镇痛、切开引流、增强全身抵抗力的治疗为主。当炎症转入慢性期后,若为不可能萌出的阻生牙则应尽早拔除,以防感染再发。

(三)颌面部间隙感染

对轻度感染,仅用局部疗法即能治愈。若脓肿形成,则须切开引流、清除病灶,配合全身抗炎及支持治疗。

(四)化脓性颌骨骨髓炎

急性期应首先采用全身支持及药物治疗,同时配合必要的外科手术治疗;慢性期有死骨形成时,必须用手术去除已形成的死骨和病灶后方能痊愈。

(五)淋巴结炎

炎症初期,休息、全身给予抗菌药物,局部外敷治疗。已化脓者应及时切开引流,同时对原发病灶(如病灶牙等)进行处理。

(六)流行性腮腺炎

流行性腮腺炎应给予抗病毒治疗,支持治疗及自我保护。

(七)阻塞性腮腺炎

阻塞性腮腺炎多由局部原因引起,故以祛除病因为主。有涎石者,先去除涎石;管口狭窄者,逐步扩张导管口;也可自后向前按摩腮腺,促使分泌物排出。经上述治疗无效者,可考虑手术治疗。

(八)涎石病

下颌下腺涎石病的治疗目的是去除结石、消除阻塞因素,尽最大可能地保留下颌下腺这一功能器官。但当腺体功能丧失或腺体功能不可能逆转时,则应将腺体一同切除。

(九)舍格伦综合征

本病目前尚无有效的根治方法,主要为对症治疗。可用人工泪液、唾液缓解眼干、口干症状;也可用免疫调节剂调节细胞免疫功能。

(十)外伤所致血肿、气肿、水肿

口腔颌面部损伤患者只要全身情况允许,或经过急救后全身情况好转,条件具备者,即应对局部伤口进行早期外科处理,即清创术;同时应防止窒息、感染等。

(十一)囊肿

一般采用外科手术切除或摘除。如伴有感染则先控制炎症后再行手术治疗。有些囊肿易复发,可癌变,手术应彻底清除囊壁。

(十二)血管瘤和脉管畸形

治疗应根据病损类型、位置及患者的年龄等因素来决定。目前的治疗方法有外科切除、激素治疗、激光治疗、硬化剂注射及平阳霉素注射等。一般,采用综合疗法。

(十三)血管神经性水肿

应明确并隔离变应原,可解除症状,防止复发。症状较轻者可不予药物治疗;症状较重者应给予抗过敏药物治疗。

(十四)全身性疾病

全身疾病需对症治疗。其中 IgG4 相关性疾病对糖皮质激素治疗的反应较好,一旦确诊,应尽早使用糖皮质激素。血清 IgG4 水平可作为反映治疗效果的标志。

三、注意事项

(1)外伤所致口腔颌面部肿胀应注意防止窒息。

(2)颌面部间隙感染经过抗感染治疗或脓肿切开引流后,临床表现仍无好转,而肿胀继续增大时,应进一步仔细完善检查,排除恶性肿瘤继发感染的可能。及早诊断,及早治疗,以免贻误治疗时机。

(3)阻生牙特别是下颌阻生智齿拔除术后可引起局部肿胀,但近年来随着涡轮手机在阻生牙拔除术中广泛使用,术后出现面颈部肿胀的概率逐渐减少,应鉴别是术后创伤性肿胀,还是皮下气肿,并给予对症处理,以避免严重并发症的发生。

(4)除颌面部局部因素外,全身疾病也可引起颌面部肿胀。临床工作中,应加以鉴别,避免误诊。

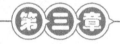

牙齿发育异常

第一节　牙齿萌出过早

　　牙齿的萌出或脱落异常包括牙齿萌出过早、牙齿萌出过迟、牙齿异位萌出及牙齿过早脱落等。恒牙萌出障碍大多是由于乳牙滞留、乳牙过早脱落或过早拔除等原因。

　　牙齿萌出过早是指牙齿萌出时间超前于正常萌出时间,而且萌出牙齿的牙根发育不足根长的1/3。

一、乳牙早萌

　　婴儿初生时口腔内已萌出的牙,称为诞生牙。出生后30天内萌出的牙称为新生牙。病因尚不清楚,有人认为有遗传学倾向,也有人认为由于牙胚距口腔黏膜较近而早萌(图3-1)。

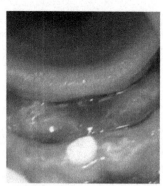

图 3-1　乳牙早萌

(一)诊断

(1)多见于下中切牙部位,多数为正常牙,经常成对萌出。

(2)多数为早萌乳牙,少数为多生牙。

(3)多数诞生牙松动度较大,牙根未开始发育或发育较少。

(4)有的牙虽不松动,由于婴儿吮乳时舌系带及其两侧软组织与牙齿摩擦,而发生创伤性舌系带溃疡,长期不愈,称为 Riga-Fede 病。婴儿有拒食、啼哭等情况。

(二)鉴别诊断

需与上皮珠鉴别。上皮珠为在牙槽嵴处黏膜上或在腭弓中线的两侧粟粒、米粒或更大的乳白色片状或球状物,数目不等。

(三)治疗

(1)松动明显的早萌牙,有脱落而被吸入气管及风险,应尽早拔除。

(2)如果早萌牙不松动,没有异常症状,可以保留,密切观察。

(3)出现创伤性溃疡,应立即停用吮吸哺乳方式,改用汤匙喂乳,避免摩擦溃疡区,同时调磨牙齿切缘,必要时拔牙。这种溃疡有时呈慢性增殖性病变,若因误诊为肿物而切除时,极易引起严重出血。

二、恒牙早萌

恒牙早萌多见于前磨牙,下颌多于上颌。主要与乳牙根尖周病变或过早缺失有关。

(一)诊断

(1)恒牙过早萌出,常伴有釉质矿化不良。

(2)因牙根发育不足会出现松动。

(3)X 线片显示牙根尚未发育或发育不足,可以帮助确诊。

(二)治疗

(1)早萌牙松动不明显,可以不做阻萌。

(2)如果对𬌗牙缺失,可以制作阻萌器防止早萌牙过长。

(3)对早萌牙应进行涂氟防龋处理。

(4)预防恒牙早萌,积极治疗乳牙龋齿极为重要。尽早拔除残根、残冠,积极治疗相邻乳牙根尖周炎,有利于早萌恒牙的继续发育。

第二节　牙齿萌出过迟

牙齿萌出过迟是指牙齿萌出期显著晚于正常萌出期,可以是个别牙迟萌,也可能是全部乳牙或恒牙迟萌。

一、乳牙萌出过迟

个别乳牙迟萌,多见于牙瘤或萌出间隙不足,妨碍牙齿萌出。全口或多数乳牙萌出过迟或萌出困难,就应考虑有无全身性疾病,如佝偻病、甲状腺功能减退、极度营养缺乏、先天梅毒或全身性骨硬化症等。长期不长第1个乳牙要考虑是否有先天缺牙的可能,可照X线片查明。

(一)诊断

(1)婴儿出生后超过1岁尚未长出第1个乳牙,超过3周岁乳牙还未完全萌出。

(2)X线片显示乳牙胚埋伏在颌骨内,或先天缺失牙胚,同时可能发现牙瘤或萌出间隙不足等影响牙齿萌出的问题。

(3)全口或多数乳牙萌出过迟,多伴有其他的全身症状和体征,需要进行进一步的检查。

(二)治疗

(1)需要查明原因,由于牙瘤或萌出间隙不足导致的个别乳牙迟萌,可以手术摘除牙瘤或开窗助萌。

(2)由于全身性疾病引起的乳牙迟萌,需要进行针对性治疗,促进乳牙萌出。

二、恒牙萌出过迟

恒牙萌出过迟是指恒牙明显晚于正常萌出期未能萌出。恒牙迟萌原因很多,常与乳牙滞留、乳牙早失及乳牙病变有关;多生牙、牙瘤或含牙囊肿也可造成恒牙萌出困难;遗传学因素,如颅骨锁骨发育不全,为常染色体显性遗传,表现为牙槽骨重建困难,恒牙缺乏萌出动力;其他全身性疾病,如先天性甲状腺功能减退、全身发育迟缓,牙齿也会萌出过迟。

(一)诊断

(1)个别恒牙迟萌,检查常可见乳牙滞留、乳牙早失及乳牙根尖病变。

(2)乳牙过早丧失者,缺隙处的牙龈致密,恒牙萌出困难,常发生在上中切牙部位。

(3)乳尖牙和乳磨牙过早脱落、邻牙移位萌出间隙不足导致相应恒牙萌出过迟。

(4)全口牙位曲面体层 X 线片检查,可以帮助发现多生牙、牙瘤或含牙囊肿等阻碍恒牙萌出的病因。

(5)多数恒牙迟萌,常伴有全身性疾病,如颅骨锁骨发育不全、先天性甲状腺功能减退等。

(二)治疗

(1)乳牙过早脱落,牙龈坚韧导致的恒牙迟萌,可以开窗切龈助萌。当恒牙切缘已突出牙槽嵴处到达龈下时,才是切龈指征。过早切龈,易形成瘢痕,牙齿更不易萌出。

(2)由于牙瘤、多生牙或囊肿等阻碍恒牙萌出者,需手术摘除牙瘤、多生牙及囊肿等,待萌或正畸牵引复位。

(3)全身性疾病相关的恒牙迟萌,应查明原因,针对全身性疾病进行治疗。

三、牙齿异位萌出

牙齿异位萌出是指恒牙未在正常牙列位置萌出,多与颌骨发育不足、乳磨牙牙冠过大及恒牙萌出角度异常有关。

(一)诊断

(1)牙齿异位萌出最常见于上颌尖牙和上颌第 1 恒磨牙,其次是下颌侧切牙、下颌第 1 恒磨牙及上颌中切牙(图 3-2)。

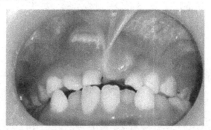

图 3-2　牙齿异位萌出

(2)第 1 恒磨牙近中边缘阻生于第 2 乳磨牙远中牙颈部的下方。X 线片显示第 2 乳磨牙远中根有弧形的吸收区,第 1 恒磨牙近中边缘嵌入吸收区,是第 1 恒磨牙牙移位萌出的诊断依据。

(3)恒尖牙异位萌出表现为侧切牙牙冠过度偏向远中或向唇舌侧倾斜,尖牙可能位于侧切牙的唇侧或腭侧,有时也会出现在第 1 前磨牙的唇侧或腭侧。

X 线检查可以帮助确诊。

(二)治疗

(1)第 1 恒磨牙异位萌出需判断是否为可逆性异位萌出。可逆性的异位萌出可以先观察,伴随着颌骨的发育在 8 岁前可自行解除。不可逆性异位萌出应积极治疗。

(2)近中牙尖阻挡不严重者,可采用分牙圈、分牙簧及结扎铜丝,解除近中牙尖锁结。

(3)阻挡较为严重者,可以制作上腭弓,推第 1 恒磨牙向远中。

(4)如果第 2 乳磨牙远中根完全吸收,近中根完好,可以截除第 2 乳磨牙远中冠、近中根及腭根根管充填,剩余牙冠修复,诱导第 1 恒磨牙萌出。

(5)如果第 2 乳磨牙根吸收无法保留,则拔除后,固定矫正器推磨牙向远中。

第三节　牙齿数目异常

牙齿数目异常表现为牙齿数目不足或数目过多。

一、牙齿数目不足

牙齿数目不足又称先天缺牙,按照缺失牙的数目,可分为个别牙缺失、多数牙缺失和先天无牙症。按照与全身疾病的关系,先天缺牙又可分为单纯型先天缺牙和伴综合征型先天缺牙。常见的伴综合征型先天缺牙有外胚叶发育不全综合征、Reiger 综合征等。

个别牙缺失的病因尚未明确,多数牙缺失多认为与遗传学因素有关。

(一)症状

(1)个别或部分牙齿先天缺失可发生在乳牙列和恒牙列,恒牙较乳牙多见。除第 3 磨牙外,最常见的缺牙是下颌第 2 前磨牙、上颌侧切牙、上颌第 2 前磨牙和下颌切牙。缺失牙不多时,无自主症状,较大间隙会影响美观。

(2)先天性无牙症者,咀嚼困难,影响美观。

(二)体征

(1)先天缺牙比正常牙齿数目少,出现牙齿散在间隙或咬合异常。

(2)伴综合征型先天缺牙、无牙症患者常伴有全身症状,如先天性外胚叶发育不全综合征,可伴有智力低下,皮肤干燥多皱纹,毛发稀疏、指甲发育不良,少汗或无汗,不能耐受高热。

(3)全口无牙者,无牙部位缺乏牙槽嵴,面部下 1/3 较短。

(4)常规拍摄曲面体层 X 线检查以确定缺失牙的数目。

(三)鉴别诊断

后天牙齿早失一般询问病史就可知道,牙齿萌出后,因外伤、牙周病及牙体疾病等导致牙齿早失。

(四)治疗

(1)缺失牙数量少,对咀嚼功能和美观影响不大时,可以不处理。

(2)多数牙先天缺失为了恢复咀嚼功能,促进颌面骨骼和肌肉的发育,可做活动性义齿修复体。

(3)修复体必须随患儿牙𬌗的生长发育和年龄的增长及时更换,待成年后再考虑永久性修复。

二、牙齿数目过多

牙齿数目过多常被称为多生牙。多生牙又称额外牙,是指超过正常牙数以外的牙齿。多生牙的病因至今仍未明确。

(一)症状

(1)萌出的牙齿形状异常或口腔内牙齿数目较正常牙齿数目多。

(2)正常牙齿不能萌出或牙列拥挤影响美观。

(二)体征

(1)多生牙可发生于颌骨的任何部位,最常见于上颌前牙区,可出现 1 个或多个多生牙(图 3-3)。

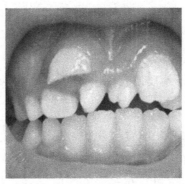

图 3-3 多生牙

（2）多生牙占据正常牙位，常导致正常恒牙发育和萌出障碍，表现为恒牙迟萌或阻生、乳牙滞留、邻牙扭转倾斜。

（3）多生牙的形态变异很多，多数呈较小的圆锥形、圆柱形、三角棱柱形，其次为数尖融合型、结节型，也有与正常牙形态相似的。

（4）大约有20％的多生牙埋伏于颌骨内不能萌出。

（5）临床发现或怀疑有多生牙时，需要拍摄X线片明确诊断，并确定多生牙的数目和位置。常用的X线片有根尖片、全口牙位曲面体层X线片和锥形束CT。

（三）鉴别诊断

（1）牙数正常的牙列拥挤：根据牙齿的形状、位置和数目即可分辨。

（2）正常牙位牙齿发育畸形：如锥形牙、过小牙等，需要通过拍全口牙位曲面体层X线片，结合临床检查区别。

（四）治疗

（1）萌出的多生牙应及时拔除，有利于邻近恒牙的顺利萌出，并减少恒牙错位。

（2）对埋伏的多生牙，如果影响恒牙胚的发育、萌出和排列，应尽早拔除。术中要避免损伤恒牙胚。

（3）如果埋伏的多生牙位置较深，不影响恒牙胚的发育，可以暂时不处理。患者需定期复查，如果发生囊性变，则应及时行手术摘除。

第四节　牙齿结构异常

牙齿结构异常是反映在牙齿发育期间，机体的营养、代谢及严重全身性疾病等都能影响发育中的牙齿组织，造成发育不良，留下永久性的缺陷或痕迹。临床常表现为釉质发育不全、牙本质发育不全、氟牙症和先天性梅毒牙等。

一、釉质发育不全

釉质发育不全是牙釉质在发育过程中，受到某些全身性或局部性因素的影响而出现的釉质结构异常。全身性因素包括维生素和钙磷的缺乏、代谢障碍、佝偻病、手足搐搦症、内分泌病和高热等。乳牙根尖感染是影响恒牙胚发育，是导致恒牙釉质发育不全的局部因素。此外，还可能与遗传学因素有关。

（一）症状

（1）发生在前牙影响美观，多数无自觉症状。

（2）并发龋齿时，可出现相应症状。

（二）体征

（1）出现在同一时期发育的牙齿，左右同名牙对称牙釉质颜色或结构发生改变。

（2）轻症：釉质形态正常，无实质缺损，牙面横纹明显，釉质呈白垩色且不透明，表面疏松粗糙，易于着色。

（3）重症：釉质有实质缺损，表面呈带状、窝状，严重者整个牙面呈蜂窝状，甚至无釉质覆盖（图3-4）。

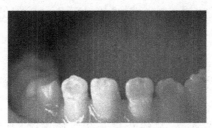

图 3-4　牙釉质发育不全

（三）鉴别诊断

（1）氟牙症：多见于恒牙，少见于乳牙，多数牙受累，有地区流行性。

（2）四环素着色牙：有妊娠妇女、婴幼儿期服用四环素类药物史，以牙齿变色为主，乳牙和恒牙均可受累。

（四）治疗

（1）轻症可不处理，主要注意保持口腔卫生。

（2）重症可做复合树脂修复、贴面或瓷冠修复。

（3）并发龋齿应及时充填治疗。

二、遗传性牙本质发育不全

遗传性牙本质发育不全是一种常染色体显性遗传疾病。可以在一个家族的几代人中连续出现，男女都可患病。

（一）症状

（1）牙齿萌出时即可发现颜色或结构异常，全口牙齿颜色异常影响美观，一般无自觉症状。

（2）全口牙齿磨损明显，影响咀嚼功能。

(二)体征

(1)乳牙和恒牙均可发生,乳牙的病损表现更为严重。

(2)主要表现为牙本质病损,牙釉质基本正常,全口牙齿呈半透明的灰蓝色、棕黄或棕红色、琥珀色。

(3)全口牙齿磨损明显,牙齿萌出不久,切缘或𬌗面釉质易因咀嚼而磨耗或剥离,牙冠变短,牙本质没有小管。

(4)临床可分为3个亚型。①Ⅰ型牙本质发育不全:伴有骨骼发育不全,身材矮小和骨质疏松,易发生骨折和骨关节畸形。部分患者巩膜蓝染,进行性听力丧失。②Ⅱ型牙本质发育不全:又称遗传性乳光牙本质,不伴有骨骼发育不全的表现。③Ⅲ型牙本质发育不全:牙齿空壳状和多发性露髓,牙本质很薄,极易磨损后露出髓腔而发生根尖周炎症。X线片显示牙本质很薄,牙根发育不足,在釉质和牙骨质处有一层很薄的牙本质,宛如空壳。

(三)X线检查

(1)Ⅰ型和Ⅱ型的牙齿变化基本相同,X线片显示牙髓腔狭小或完全没有髓腔,牙根短小。

(2)Ⅲ型牙本质发育不全:X线片显示牙本质很薄,牙根发育不足,在釉质和牙骨质处有一层很薄的牙本质,宛如空壳。

(四)鉴别诊断

(1)氟牙症:多见于恒牙,少见于乳牙,多数牙受累,有地区流行性。

(2)四环素着色牙:有妊娠妇女、婴幼儿期服用四环素类药物史,以牙齿变色为主,乳牙和恒牙均可受累。

(五)治疗

(1)原则是防止牙齿过度磨耗,维持牙齿功能,改善美观。

(2)乳牙Ⅰ型和Ⅱ型牙本质发育不全,没有症状时可暂不治疗。

(3)牙冠外形明显异常时,后牙可以全冠修复,前牙可采用树脂贴面修复。

(4)出现牙髓炎及根尖周炎时,需做相应的根管治疗。

三、氟牙症

氟牙症又称斑釉或氟斑牙,是一种特殊类型的釉质发育不全,也是一种地方性的慢性氟中毒症状。氟是人体必要的元素之一,但摄入过多则会引起中毒。氟牙症主要原因是在牙齿发育期摄入过多的氟,损害了牙胚的成釉细胞,使釉质的形成和矿化发生障碍,导致釉质发育不全。氟主要来源于饮水和周围环境。氟牙症患者7岁前有在高氟地区生活史。

(一)症状

(1)多数牙呈白垩色,影响美观,一般无自觉症状。

(2)并发龋齿时,可出现相应症状。

(二)体征

(1)主要发生于恒牙,乳牙因有胎盘屏障很少受累。

(2)同一时期发育的牙齿,牙釉质表面呈现白垩色、黄褐色斑块或牙冠完全呈黄褐色或褐色。轻者釉质表面凹凸不平,严重者可伴有釉质发育不全、釉质剥落。

(3)临床根据牙齿受累程度分为 3 种类型。①轻度:牙齿表面1/2以下有白垩状斑块,可有少量散在的浅表凹陷,探诊坚硬。②中度:牙齿表面超过 1/2 有黄褐色或棕色斑块。③重度:全口牙的整个牙面出现白垩色或黄褐色斑块,同时伴有缺损,如蜂窝状,失去正常牙齿形态。

(4)重症患者可伴有氟骨症,即全身骨质变化、关节疼痛、背驼腰弯,甚至瘫痪。

(三)鉴别诊断

(1)釉质发育不全:个别人出现,无地区流行性。

(2)四环素着色牙:无地区流行性,有早期服用四环素类药物史。

(四)治疗

(1)仅有着色无缺损者,可以选择漂白脱色。

(2)有缺损者,可以采用釉质微量磨除,树脂修复。

(3)重度患者可以用贴面修复或全冠修复。

(五)预防

氟斑牙的治疗根本在于预防。主要措施是改换含氟低的饮用水源,提高饮用水的质量和改善高氟环境。

四、先天梅毒牙

先天梅毒牙是指在胚胎发育后期和出生后一年内牙胚受到梅毒螺旋体侵害而造成的牙釉质和牙本质发育不全。母亲感染梅毒后,梅毒螺旋体导致胎儿发生梅毒性炎症,引起牙齿发育障碍。

(一)症状

牙齿形状异常,一般无自觉症状。

(二)体征

(1)主要表现为上中切牙呈半圆状或桶状,切缘窄且中央有半月形凹陷。

（2）第 1 恒磨牙呈现桑葚状或花蕾状。

（3）可能伴有听力或视力障碍。

双亲之一有梅毒病史。检查患者梅毒血清康-瓦反应阳性。

（三）治疗

对形态异常的牙齿可采用复合树脂修复、嵌体修复或全冠修复。

（四）预防

治疗重点是预防。患有梅毒的母亲在妊娠 4 个月内用抗生素进行抗梅毒治疗，可以预防婴儿先天梅毒的发生。

五、萌出前牙冠内病损

萌出前牙冠内病损是指尚未萌出或部分萌出的恒牙牙冠缺陷，病因尚不清楚，可能与乳牙的根尖炎症、牙本质发育异常或吸收有关。

（一）诊断

（1）通常为单发，偶有 2 颗以上牙齿发生病损，好发于第 1 和第 2 恒磨牙。

（2）一般无明显自觉症状。

（3）通常在 X 线片上偶然发现尚未萌出或部分萌出的恒牙牙冠部牙本质内透影区，有时也可出现根尖病变。

（4）牙科切开后看见牙冠内有黄褐色软化组织。

（二）治疗

（1）治疗原则与龋齿治疗基本相同。

（2）早期发现时要注意观察 X 线片，确定病损是进展性，还是静止性。如果是进展性，早期牙科手术暴露充填，避免影响牙髓。

（3）静止性病损可以观察，定期复查，待患牙萌出再治疗。

第五节　牙齿形态异常

牙齿形态异常是由于受到遗传因素和环境因素的影响导致的牙齿形态变异。常见的牙齿形态异常有锥形牙、弯曲牙、双牙畸形、畸形中央尖、畸形舌窝和畸形舌尖、过大牙、过小牙等。

一、过大牙

过大牙是指牙齿的形状正常，但体积大于正常牙齿。个别牙过大病因尚不清楚，与遗传和环境因素有关。普遍性牙过大常与脑垂体功能亢进（巨人症）有关。

（一）诊断

（1）牙形状与正常牙相似，但体积明显过大。

（2）多见于上颌中切牙。

（3）普遍性牙过大，可伴有牙齿缺失、埋伏牙及牙髓钙化等。

（二）治疗

对健康无影响，可以不做处理。为美观要求，过大牙可适当调磨。

二、过小牙及锥形牙

过小牙是指牙体积小于正常的牙齿，多与遗传有关。普遍性牙过小常与脑垂体功能低下（侏儒症）有关。圆锥形的过小牙又称为锥形牙。

（一）诊断

（1）体积小于正常牙，通常形态为圆锥形，出现牙间隙。

（2）多见于上颌侧切牙。

（3）若为综合征的一种表现，还会有口腔或全身其他异常表现。如外胚叶发育不全。

（4）需要拍摄 X 线片与多生牙鉴别。多生牙常表现为锥形牙。

（二）治疗

对健康无影响，可以不做处理。如影响美观，可做树脂修复或冠修复。多生牙则需要拔除。

三、弯曲牙

弯曲牙是指牙冠和牙根形成一定的弯曲度，多见于上颌恒切牙。主要是由于乳牙外伤，嵌入正在发育的恒牙胚，使其方向改变形成角度；也可因为乳牙慢性根尖周炎或多生牙阻挡恒牙萌出导致牙根弯曲。

（一）诊断

（1）因牙齿弯曲萌出困难或不能自行萌出。患儿常因乳牙迟迟不脱落或乳牙脱落后恒牙不萌出而就诊。

（2）有时出现牙齿异位萌出，如从唇黏膜向前萌出，造成创伤性溃疡。

（3）X 线检查发现牙齿冠根形成一定的角度，可予确诊。

(二)治疗

(1)牙冠正常萌出,不影响美观及功能者,可予保留。

(2)牙根未发育完成的,可以考虑行手术开窗,加正畸牵引复位。

(3)牙根弯曲严重无法保留则需拔除。

四、双牙畸形

双牙畸形是指 2 个牙胚融合或结合为一体的牙齿形态畸形,包括融合牙、双生牙及结合牙 3 种类型。

(一)融合牙

融合牙是指在牙齿发育期间,2 个正常牙胚的牙釉质和牙本质融合在一起(图 3-5),有遗传倾向。

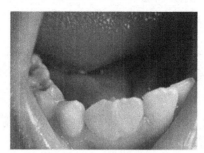

图 3-5 融合牙

(1)乳牙及恒牙均可出现融合,乳牙列更多见。常见下颌乳中切牙和侧切牙,或乳侧切牙和乳尖牙融合。

(2)表现:冠融合,根分离;根融合,冠分离;冠根完全融合。髓腔可能是一个,也可能是 2 个分开的,但 2 个牙的牙本质是相连的。

(3)融合线的部位易发生龋齿。

(4)需要拍摄 X 线片检查恒牙胚情况,有时会出现继承恒牙胚缺失。

(二)双生牙

双生牙是指成釉器内陷形成牙冠完全或不完全分开,但有一个共同牙根的畸形牙齿。

(1)乳牙列及恒牙列均可发生。

(2)双生乳牙常伴有继承恒牙胚缺失。

(3)牙齿根尖 X 线片或全口牙位曲面体层 X 线片可予确诊。

(三)结合牙

结合牙是指 2 个或 2 个以上基本发育完成的牙齿,由增生的牙骨质将其结合在一起而成。常因外伤或拥挤导致 2 个牙根靠拢结合。

(1)可发生在牙齿萌出前或萌出后。

(2)与融合牙区别在于牙本质完全分开,牙骨质结合。

(3)牙齿根尖 X 线片或全口牙位曲面体层 X 线片可予确诊。

(四)治疗

(1)双牙畸形对牙列没有影响,可不做处理。

(2)由于形态异常影响美观,可用光固化树脂修复。

(3)两牙分开或结合处不规则的沟窝容易龋坏,可做窝沟封闭或预防性充填。

五、畸形中央尖

中央尖是指在前磨牙的中央窝处或接近中央窝的颊尖三角脊上,突起一个圆锥形牙尖。常染色体显性遗传,与种族有关,主要发生在蒙古血统的人种里。

(一)症状

(1)一般中央尖无自主症状。

(2)中央尖过高,高过咬合面时可妨碍咬合。

(3)过高过细的中央尖易折断,导致牙髓炎、根尖炎,出现牙髓炎、根尖炎相应症状。

(二)体征

(1)最好发于下颌第 2 前磨牙,其次为下颌第 1 前磨牙、上颌第 2 前磨牙、上颌第 1 前磨牙。

(2)牙齿的咬合面中央尖细、圆钝或结节状牙尖,高度为1~3 mm。有时看不见中央尖,但可见咬合面中央环状痕迹,是中央尖折断所致。

(3)中央尖折断导致无龋性牙髓炎、根尖炎时,会有牙齿变色、热刺激征、叩痛等。

(4)X 线检查可见凸向中央尖的过高髓角,慢性根尖炎可见根尖阴影。

(三)鉴别诊断

前磨牙咬合面的龋,可通过 X 线检查,鉴别有无牙髓腔形态异常。

(四)治疗

(1)低而圆钝的中央尖,不影响咬合的可不作处理,让其自行磨损。

(2)尖细的中央尖可采取分次磨除法或充填法。分次磨除每次不超过0.5 mm,每 4~6 周磨除一次。

(3)髓角较高的牙因易露髓不能分次磨除,应行局麻,下一次磨除中央尖直接盖髓充填,也可在中央尖周围用树脂加固防止折断。

(4)若年轻恒牙发生早期牙髓炎,可做活髓切断术。

(5)已发生根髓炎症或根尖炎症的年轻恒牙,牙根尚未发育完全,需做根尖诱导成形术,促进根尖发育。

(6)牙根过短,且根尖周病变范围过大的患牙,可以拔除。

六、牙内陷

牙内陷是指牙齿发育时期成釉器出现皱褶,向内陷入牙乳头中形成的窝状畸形。临床根据内陷的程度和形态分为畸形舌侧窝、畸形舌侧沟、畸形舌侧尖及牙中牙。主要原因是遗传学因素的影响,机械压力也可造成牙齿形态的变异。

(一)症状

(1)畸形舌窝无自觉症状。

(2)畸形舌尖过高达咬合面时,则妨碍咬合。

(3)畸形舌尖折断或畸形舌窝龋坏时,可出现疼痛等龋齿、牙髓炎及根尖炎症状。

(二)体征

(1)最多见于上颌侧切牙,其次为上颌中切牙,偶发于尖牙。

(2)畸形舌尖突表现为圆锥形或尖形突起,有时易折断(见图 3-6)。

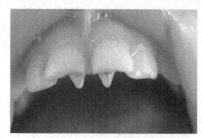

图 3-6　畸形舌侧尖

(3)畸形舌侧窝为深浅不等凹陷,易发生龋齿。内陷形成畸形舌窝。

(4)畸形舌侧沟有裂沟越过舌隆突,严重者可延伸至根尖。

(5)牙中牙是釉质内陷比较严重的畸形。X 线片可见牙冠中央内陷的空腔形似大牙中包含的小牙。龋坏时极易进展到牙髓。

(6)并发龋齿或牙髓炎时,会有牙齿变色、冷热刺激征、叩痛等。

(7)伴有根尖周炎时可有局部肿胀及牙齿松动。

(三)鉴别诊断

牙齿舌侧的龋,可通过 X 线检查有无牙髓腔形态异常。

(四)治疗

(1)畸形舌尖如不妨碍咬合可不处理,如妨碍咬合可早期局麻下去除舌尖,做间接盖髓或直接盖髓术。

(2)畸形舌尖折断或畸形舌窝龋坏导致牙髓炎或根尖炎可作根管治疗术。

(3)畸形舌窝的牙齿应早期进行窝沟封闭或预防性充填,如有龋齿发生应及时充填。

(4)如年轻恒牙发生牙髓炎,需做根尖诱导成形术。

第六节　牙齿脱落异常

牙齿脱落异常是指乳牙明显晚于正常脱落期仍未脱落,主要表现为牙齿固连和乳牙滞留。

一、牙齿固连

牙齿固连是指牙骨质与牙槽骨直接结合,患牙处于萌出停滞状态。原因尚不明确,一般认为与乳牙根生理性吸收和骨沉积交替过程中,牙周组织发育障碍有关,也可能与遗传学因素有关,因为一个家族常有多个成员发生固连。

(一)诊断

(1)最常累及的牙齿是下颌第 1 乳磨牙,其次是下颌第 2 乳磨牙。

(2)牙齿下沉,低于邻牙的正常𬌗平面。①轻度:患牙𬌗面在与邻牙接触接点上方。②中度:患牙𬌗面在与邻牙接触接点平齐或以上的位置。③重度:患牙𬌗面平齐或低于邻面牙龈。

(3)叩诊检查:为高调实性叩诊音。

(4)牙齿缺乏正常的生理动度。

(5)X 线片可能表现为牙周膜消失,根骨连接处不清楚。由于投照角度的问题,并不能完全准确显示,需结合临床检查。X 线片检查需注意有无继承恒牙胚,有时会出现恒牙胚的先天缺失。

(二)治疗

(1)轻度者定期复查。如不能自行脱落替换,根据恒牙胚的发育状况择期拔除。

(2)中度者或轻度者恒牙胚先天缺失时,可以用树脂或全冠修复,恢复咬合高度。

(3)重度者考虑拔除乳牙,保持间隙。

(4)松解法加正畸牵引的方法,目前尚有争议。

二、乳牙滞留

乳牙滞留是指继承恒牙胚已经萌出,乳牙仍未脱落。主要原因为继承恒牙胚萌出方向异常;继承恒牙胚先天缺失、埋伏阻生;继承恒牙胚萌出无力;全身性因素,如佝偻病、侏儒症、外胚叶发育异常及颅骨锁骨发育不全等;有些多数或全部乳牙滞留的原因目前尚不清楚。

(一)诊断

(1)最常见于替牙期的下颌乳切牙,其次是乳磨牙或上颌乳切牙的残根、残冠滞留。

(2)已经到达替牙期,继承恒牙从舌侧或唇颊侧萌出,乳牙仍未脱落,呈"双排牙"现象。乳牙可能松动,也可能完全不松动。

(3)继承恒牙胚先天缺失时,乳牙可滞留于恒牙牙列中,维持较长时间不脱落。

(4)伴有全身性疾病时,常出现多数或全部乳牙不能按时脱落,恒牙胚埋伏阻生。

(5)X线片可协助诊断及查找原因。

(二)治疗

(1)恒牙已经萌出,相应乳牙尚未脱落者,因尽早拔除滞留乳牙,以利于恒牙复位。

(2)若继承恒牙先天缺失,滞留乳牙又不松动,亦无病损者,可暂保留。待乳牙脱落后,行修复治疗。

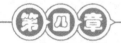

龋 病

第一节 概 述

龋病是一种以细菌为主要病原,在多因素作用下,发生在牙齿硬组织的慢性、进行性、破坏性疾病。龋的疾病过程涉及多种因素。根据近代对龋病病因学的研究成果,一般将龋病定义为一种与饮食有关的细菌感染性疾病。然而,从发病机制和机体的反应过程来看,龋病又不完全等同于发生在身体内部的其他类型感染性疾病。

龋病是一种常见病、多发病,广泛存在于世界各地,任何年龄、性别、种族、地区、职业的人群均可受到龋病的侵袭。我国的龋病流行病学调查显示,患龋率略有上升,其中青少年上升幅度较显著。值得注意的是,农村青少年的龋患率上升情况超过城市。这些趋势应引起我们的重视。

龋病不仅局限在受损牙齿本身,治疗不及时或不恰当还可导致一系列继发病证。由龋齿所引发的一系列口腔和全身问题,以及由此对人类社会和经济生活的长远影响是无论如何都不应该忽略的。

龋病不仅是一个严重影响人类健康的卫生问题,还可能是一个重要的经济问题,甚至引起严重的社会问题。或许这就是世界卫生组织曾将龋病列在肿瘤和心血管疾病之后,作为影响人类健康的第三大疾病的理由之一。

第二节 病　　因

龋病是多因素疾病,主要是细菌、宿主、饮食及一定的作用时间等因素相互作用致病,即龋病发生的四联因素。

一、细菌因素

细菌因素主要为变形链球菌和乳酸杆菌,借助唾液糖蛋白牢固地黏附在牙齿表面,形成稠密的、不定形的、非钙化的团块,即牙菌斑。细菌在菌斑上迅速生长繁殖,同时又吸附更多的细菌,经过一系列复杂的组织、生物化学的变化,菌斑下方的釉质表面脱钙、分解,造成牙体组织的破坏、缺损。

二、食物因素

蔗糖等糖类食物在口腔中可作为细菌代谢的底物,在代谢过程中为细菌提供营养,其终末产物乳酸(pH<4.5)可以对牙体造成破坏。糖的致龋性是通过局部作用产生的,不经口腔摄入不会致龋。而具有甜味作用的糖代用品,如木糖醇,经过细菌代谢时不产酸也不合成多糖,所以是不致龋的。

三、宿主因素

宿主因素主要是指牙齿和唾液。牙齿的窝沟、间隙及排列拥挤、错位,易积存和滞留食物,从而使菌斑聚集,有利于龋病发生。唾液量或质的变化、缓冲能力大小、唾液中抗体含量高低与龋病的发生有密切关系。唾液流量大、流速快有助于冲洗食物残渣,稀释牙面上的酸性物质。全身营养状态差、某些矿物盐缺乏(如氟缺乏)、维生素缺乏等均为致龋因素。某些系统性疾病,如内分泌障碍、遗传因素等与龋病发生也有一定关系。

四、时间因素

从牙面上清除所有附着物到获得性膜开始产生,从获得性膜附着到菌斑形成,从致龋菌代谢糖类(碳水化合物)产酸到釉质脱矿等过程均需要一定时间。同时,还包括牙齿萌出之后的时间和糖类滞留于牙面的时间。不论哪种情况,时间因素都与其他三大因素有联系。

第三节 发病过程和发病机制

龋齿的发病过程要经过牙菌斑形成、致龋菌在牙菌斑环境内代谢糖产酸形成多聚糖、酸使牙齿硬组织溶解成洞几个重要环节。

一、牙菌斑形成

牙菌斑指附着在牙表面的膜样物质,即牙表面生物膜,含有微生物(菌斑容量的 60%～70%)、基质和水。细菌是牙菌斑微生物中的主体,基质主要由细菌分泌的多糖组成。其他成分包括细菌代谢生成的有机酸、来自唾液或龈沟液的成分等。现代研究证明,龋齿只有在菌斑聚集的部位才可以发生,甚至可以说没有菌斑,就不会得龋。

二、牙菌斑中的糖代谢

人进食时摄入的糖尤其是小分子的蔗糖、葡萄糖、果糖,可直接进入菌斑,为致龋细菌代谢利用。细菌在菌斑内的糖代谢包括分解代谢和合成代谢,还包括代谢生成的物质在菌斑内外的储运。

(一)分解代谢

对于龋病有意义的是菌斑的无氧酵解过程。由于菌斑深层缺氧,细菌代谢糖主要通过无氧酵解生成有机酸。菌斑和菌斑液中可以检测到甲酸、乙酸、乳酸、丙酸、琥珀酸、丙酮酸和丁酸等多种短链有机酸,但若干临床漱糖试验表明,糖代谢后增加最明显的是乳酸。菌斑中存在的其他有机酸很可能是乳酸进一步代谢的中间产物。乳酸的生成可以改变菌斑的 pH,增加菌斑液的脱矿能力。静止的状态下,菌斑中的 pH 在 6.0 左右,进食糖后可以在极短的时间内达到5.0 以下。牙齿脱矿的临界 pH 为 5.5,是根据唾液中的平均钙磷水平确定的,即在此水平时,菌斑液保持过饱和状态的 pH。在正常情况下,漱糖后菌斑的 pH 在 3 分钟即可达到临界 pH 以下的最低点,然后逐渐提高,并可以在 30 分钟左右恢复正常。但在特殊情况下,如唾液不能够及时进入菌斑,或唾液量整体减少时,漱糖后的菌斑 pH 可以较长时间保持在较低水平,即在临界 pH 以下。

(二)合成代谢

合成代谢的多糖包括细菌利用糖合成细胞内多糖和细胞外多糖两类。细胞内多糖的合成是将细胞外的糖转化为细胞内多糖储存的过程,在外源性糖源缺乏时,细胞内多糖可以作为细菌生存和获取能量的来源。细胞外多糖的合成是细菌通过糖基转移酶的作用合成多聚糖的过程,形成的多聚糖有葡聚糖、果聚糖和杂聚糖,是菌斑基质的主要成分。

细菌合成多糖的能力靠其内在的酶系统,与致龋能力密切相关。

三、牙齿硬组织的脱矿机制

牙齿硬组织在口腔环境中的脱矿实际上是固态物质在不饱和的液态介质中的溶解过程。牙菌斑中的液态环境即牙菌斑液,是决定牙齿硬组织溶解的介质。在菌斑的饥饿情况下,菌斑液对牙齿矿物来说基本是过饱和的。而在糖代谢后,菌斑液可以呈现对牙齿硬组织高度不饱和的状态。这种状态是牙齿溶解脱矿形成龋的基础。

(一)基本化学条件

无论是在体内,还是在体外,矿物溶解或沉积的基本物理化学条件是环境溶液中对于该种矿物的饱和状态。牙釉质、牙本质和牙骨质中的主要无机矿物成分为羟磷灰石,其基本分子成分是$Ca_{10}(PO_4)_6(OH)_2$,在局部的环境溶液中必须满足下列条件:$(Ca^{2+})_{10}(PO_4^{3-})_6(OH^-)_2 < Ksp$,即溶液中的总活度积小于羟磷灰石的溶度积才可能发生矿物晶体的溶解;反之,则可能出现沉淀。上式左侧表示溶液中组成羟磷灰石成分各种离子的总活度积,Ksp是羟磷灰石的溶度积常数,即在达到化学平衡条件下的溶液中各种离子的总活度积。根据试验的结果,牙釉质的溶度积常数在10^{-55}左右。在牙齿硬组织发育矿化时,基质蛋白除作为晶体成核的中心或模板外,还起着调节局部环境化学成分的作用,使之有利于晶体的沉积或溶解。

(二)脱矿和再矿化

龋齿在形成过程中,要经过牙菌斑形成、细菌聚集、利用底物产酸及酸使牙齿脱矿等过程。在这一系列过程中,最重要最具实际意义的步骤是牙齿矿物成分的脱矿或溶解。由于口腔菌斑环境的不断变化,牙齿早期龋的过程不是一个连续的脱矿过程,而是一个动态的脱矿与再矿化交替出现的过程。

1.物理化学机制

我们可以将牙齿看作简单的由羟磷灰石[化学式为$Ca_{10}(PO_4)_6(OH)_2$]组成的固态物质。作为固体的牙齿,在正常的口腔环境下是不会发生溶解或脱矿的。这一方面是由于组成牙齿的矿物在化学上是十分稳定的,另一方面是由于牙齿周围的液态环境(唾液)含有足够量的与牙齿矿物有关的钙、磷成分,对于牙齿矿物来说是过饱和的。

然而在龋的情况下,牙面上首先必须存在足够量的菌斑。牙菌斑由于其独特的结构和成分,其液体环境(菌斑液)是相对独立的,在唾液无法达到的区域尤其明显。牙菌斑含致龋细菌在糖代谢时可以产生大量有机酸,改变菌斑液中钙、磷的活度(有效离子浓度)的比例,使牙齿处于一种极度不饱和的液态环境中。这样,由于与牙表面接触的液态环境发生变化,即由正常对矿物过饱和的唾液变成了对矿物不饱和的菌斑液,牙齿矿物溶解开始。这一过程的决定因素,或者说诱发这一过程的动力是菌斑液对牙齿矿物的饱和度降低,即由饱和状态变为不饱和状态。

关于菌斑液中对牙釉质矿物饱和度(DS)的概念,为简单起见,可以用下式表示。

$$DS = (Ca^{2+})_5 (PO_4^{3-})_3 (OH)/Ksp$$

Ksp 代表牙釉质中磷灰石的溶度积常数。$DS=1$,意味着固一液处于一种平衡状态,既不会有脱矿也不会有再矿化;$DS<1$,表明液体环境中对牙齿矿物是不饱和的,可能诱发脱矿;$DS>1$,表明液体环境中对牙齿矿物是过饱和的,可能促进再矿化。无论是唾液,还是牙菌斑液,在没有接触任何糖类物质并产酸时,都处于一种过饱和的状态。

2.化学动力学

无论脱矿,还是再矿化过程都可以是简单的热动力学现象,涉及晶体表面反应和物质转运 2 个过程。

(1)控制晶体表面反应速率的因素是矿物饱和度。对于脱矿过程来说,饱和度越低,则脱矿速率越大;但对于再矿化来说则比较复杂。首先,再矿化形成羟磷灰石所需要的饱和度范围很窄。过度的饱和状态常常会诱发自发性沉淀,形成其他类型的不定型的非晶体状态的磷酸钙盐。有机物在脱矿晶体表面的附着也会限制矿物的再沉积。另外,唾液中一些固有的蛋白成分也有抑制晶体形成的作用。

(2)反应物质在牙齿组织中的转运又称为扩散过程,扩散的动力来自界面两侧的浓度梯度。脱矿时,一方面氢离子或其他酸性物质需扩散进入牙齿内部的晶体表面,另一方面溶解的物质需要从牙齿内部晶体表面的反应部位扩散出来。这样,扩散的速率在一定程度上控制着脱矿速率。而再矿化时,反应物质扩散进入脱矿组织之后,常先在接近表面的组织中沉积,从而限制了反应物质向深部组织的扩散。因此,再矿化很难,是一个完全的脱矿过程的逆反应过程。

第四节 病理学表现

龋的病理学过程起源于细菌代谢糖产生的酸在牙表面集聚滞留。由于浓度梯度差,菌斑中的酸可以沿牙齿组织中结构薄弱、孔隙较多的部位扩散,在牙齿组织内部的微环境形成对矿物不饱和的状态,使无机矿物盐溶解。牙齿内部溶解的矿物盐,如钙和磷,依浓度梯度向牙齿外扩散,到达表层时可有矿物盐的再沉积,形成表层下脱矿的早期病理学现象。之后,随着脱矿的加重,细菌或细菌产生的蛋白溶解酶可以侵入脱矿的组织中,导致牙齿组织中的有机支架破坏,组织崩解,形成龋洞。

龋是一个缓慢的过程。在这个过程中,口腔微环境经历脱矿(局部矿物不饱和的情况下产生,如吃糖产酸时)和再矿化(局部矿物过饱和时,如使用氟化物)的多个动力学循环,形成脱矿－再矿化的动态平衡过程,从而形成龋的特殊组织病理学特征。

一、釉质龋

(一)平滑面龋

龋到了成洞的阶段,由于组织完全溶解,局部空洞,组织学上所能观察到的东西很少。临床上,利用离体牙,通过组织病理学手段所能观察到的实际上是早期釉质龋的情况。所谓早期釉质龋,临床表现为白垩斑,肉眼见釉质表面是完整的,呈白垩色,不透明,无光泽,表面完好;用探针检查,感觉表面略粗糙。如果病变发展缓慢,由于口腔内的色素沉着,病变区可呈黄褐色或棕褐色。这种改变可长期保持不变,也可继续发展,形成龋洞。龋洞呈倒锥体形,口大底小。

观察研究牙釉质龋的镜下形态,一般采用牙磨片。早期牙釉质龋无明显缺损,病损呈三角形,淡棕黄色。三角形的顶朝向釉牙本质界,三角形的底位于牙釉质表面。典型的病变由里及表可分为 4 层。

1.表层

将发生在牙平滑面釉质上的白垩斑纵向制成的牙磨片平铺在载玻片上,浸水观察,可以清楚地分辨出发生病损的部位,呈外大内小的倒锥形。位于最表面可见一层 $10\sim30~\mu m$ 的窄带,矿化程度高于其下的部分,形成表层下脱矿重于表层的龋病脱矿的独特现象,称为表层下脱矿。表层的存在,一方面可能是这一部分的釉质溶解度比较低,另一方面可能与深层溶解物质在此处的再沉积有关。一些学者习惯于说"早期龋的时候釉质表层是完好的。"这是不准确的。近代的矿物学研究表明,表层本身是有矿物丧失的。即使从临床上看,早期龋的表面也有很多实质性的改变。如较正常组织粗糙、色泽暗淡。在自然龋过程中所观察到的表层,矿物丧失量一般都大于5%。所以,对早期龋表面的描述,用表面大体完整似乎接近实际。

2.病损体部

这是釉质早期脱矿的主体,矿物丧失量可在50%以上。由于大量矿物的丧失,釉质的内在折射率发生变化,从而形成临床上可见的白垩状改变。

若用显微放射照相法观察早期龋病变,只能区别上述两层。

3.暗层

这一层是只有在偏光显微镜才可能观察到的一种病理学现象。将磨片浸在喹啉中,由于喹啉折射率接近釉质,其分子大于暗层的微隙而不能进入,从而使此层的折射率区别于釉质和浸透喹啉的损伤体部,得以显示和区别。暗层的宽窄不一,并且不是所有的病损都能够观察到暗层。

4.透明层

之所以称为透明层,是因为这一区域在光镜下观察,其透光性甚至高于正常的釉质组织。但实际上,这一部分组织也是有矿物丧失的,可以看作是脱矿的最前沿。

(二)点隙窝沟龋

有人将窝沟龋的病理学变化等同于2个侧壁的平滑面龋。但实际上,窝沟的两壁无论从组织学上,还是从局部环境上都无法等同于2个平滑面。尤其是在疾病的发展模式上,窝沟龋有其独特性。窝沟龋的进展常在侧壁尚未破坏的情况下,早期即可到达釉牙本质界,沿釉牙本质界潜行发展,形成临床上早期难以发现的隐匿龋。临床上,在诊断窝沟龋的时候要充分了解窝沟龋的这一特征。

二、牙本质龋

牙本质的矿物含量与组织结构均有别于牙釉质。因此,牙本质龋的临床病理学过程和病理学表现也有别于牙釉质龋。首先,牙本质中的有机质含量达20%,无机矿物是围绕或包绕有机基质而沉积的。龋损过程中首先必须有无机矿物的溶解,然后可以有细菌侵入到脱矿的牙本质中,分解蛋白溶解酶,使胶原酶解。仅有矿物的破坏而无胶原酶解,常常还可恢复。另外,牙本质存在小管样结构和小管液,有利于有机酸和细菌毒素的渗透。有时在病变早期,当病变的前沿离牙髓还有相当距离的时候就已经对牙髓产生了刺激。病理学上所观察到的龋损牙本质存在 4 个区域,反映了牙本质的龋损过程。

(一)坏死崩解层

坏死崩解层位于窝洞底部病损的最外层。此处的牙本质结构完全崩解,镜下可见残留的组织和细菌等。质地松软,品红染色阳性,用一般的手用器械即可去除。

(二)细菌侵入层

牙本质重度脱矿,细菌侵入牙本质小管并在其中繁殖。牙本质小管表现为扩张,胶原纤维变性、酶解,形成大的坏死灶。临床上,这一层质地软、色泽暗、品红染色阳性,容易辨认。多数可以通过手用器械去除。

(三)脱矿层

脱矿层小管结构完整,但有明显的脱矿表现,无细菌侵入、色泽较正常牙本质暗、品红染色阴性,一些学者认为此层应予保留。但临床医师主要根据对硬度的感觉和色泽的观察,判断去腐的标准,很难准确掌握这一层的去留。若有意保留这一层,常常造成去腐不足,无法阻止龋的进展,易造成日后的继发龋。

(四)透明层

透明层又称硬化层,多见于龋损发展比较缓慢时,为牙本质最深层的改变。光镜下观察,此层呈均质透明状,小管结构稍显模糊,为矿物沉积所致。对于慢性龋损,这层的硬度有时较正常牙本质硬,故又称之为硬化层或小管硬化。形成硬化牙本质是机体的重要防御功能。这一层有时可以着色,临床上可根据其硬度的情况决定去留。如果较正常组织软,一般应予去除;如果较正常组织硬,并且表面有光泽,则可予保留。

龋损可以诱发相应髓腔一侧形成修复性牙本质,又称三期牙本质或反应性牙本质,是机体的一种防御性反应。修复性牙本质一般小管结构较少、结构致密,有利于抵御病原因素对牙髓的直接侵害。

三、牙骨质龋

牙骨质龋见于根面龋。牙骨质龋脱矿模式也具有表层下脱矿的特征。镜下可见早期的牙骨质龋出现矿化较高的表层。但由于牙骨质很薄,临床上常见的牙骨质龋表现多为表面破损、凹陷,聚集较多细菌,病变会很快到达牙本质,形成位于根面的牙本质龋。

牙釉质、牙本质和牙骨质龋的共同特征是先有无机物的溶解,后有有机基质的破坏(酶解)。临床龋病过程是脱矿与再矿化的动态学发展过程。在有机基质破坏之前,去除病原体,人为加强再矿化措施,有可能使脱矿病损修复。但一旦有机基质崩解破坏,则只能靠手术的办法予以修复。

第五节 临床表现

一、临床症状

本节龋齿的概念作为疾病的诊断名词,指牙齿硬组织因龋出现缺损,病变局限在牙齿硬组织,没有引起牙髓的炎症或变性反应。临床检查中,如温度测试和电活力测试,牙髓反应均正常。

龋的临床表现可以概括为患者牙齿色、形、质的变化和患者感觉的变化。正常的牙釉质呈半透明状,牙本质的颜色为淡黄色。正常牙齿的颜色主要是透过牙釉质显现出来的牙本质色。牙釉质表面应该光滑、无色素沉着,牙釉质的硬度高于牙本质和牙骨质,但任何正常的牙齿硬组织都不可能通过手用器械去除,如挖匙。

(一)颜色的改变

牙齿表面色泽改变是临床上最早可以注意到的龋的变化。当龋发生在牙的平滑面时,擦去表面的菌斑或软垢,吹干后可见病变部位表面粗糙、光泽消失,早期呈白垩色,进一步着色还可以呈棕黄色或黑褐色。当龋发生在窝沟的部位,清洗吹干后可见沟口呈白垩色,进一步发展可见墨浸样的改变,提示龋已经位于牙本质深层。这是由于其下的牙本质严重脱矿着色,并透过正常的半透明的釉质反映出的特有颜色。发现窝沟墨浸样变,一般病变范围已经在牙本质层,病变的范围甚至超过色泽改变的范围。

(二)外形缺损

龋最显著的临床特征是形成了不可为自体修复的牙体组织的实质性缺损。临床上可以看到、探到或检查到龋洞。

临床上,所看到的龋洞大小不一定反映病变的大小。如发生在窝沟的龋,有时即使沟内脱矿严重,甚至病变到达了牙本质的深层,临床所见的龋洞也不是很大。遇到这种情况,可以通过墨浸样颜色的改变判断龋洞的大小。位于牙邻面、根面的龋洞常无法通过肉眼见到,要使用探针仔细探查。龋洞如果发生在光滑面或邻面,临床上可以看到或用牙用探针探到。探诊时,要从正常牙面开始,遇到龋洞时会感到牙面的连续性消失,探针可以被洞壁卡住。有时候,有必要摄X线片,如咬合翼片,可以发现病变部位的密度较周围正常组织明显降低。

(三)质地的改变

龋造成的牙体组织的实质性缺损,称为龋洞。龋洞中充满感染脱矿的牙体组织和食物碎屑,质地松软,容易与正常组织区别。对于发生在窝沟的小龋洞,当用探针探入洞底时,会感到洞底较正常牙组织软。

(四)患者感觉的变化

波及牙釉质浅层的早期龋损,患者可以完全没有临床症状。一般是当龋损发展到牙本质层并出现龋洞时,患者才有冷、热刺激或食物嵌塞时的敏感症状,但都是一过性的,刺激消失,症状随之消失。当龋发展至牙本质深层时,症状会明显一些,患者一般也是在这个时候就诊。

二、好发部位和好发牙齿

了解龋的好发部位和好发牙齿,有助于早期发现、诊断和及时治疗。

(一)好发部位

龋的好发部位与菌斑聚集部位和发育薄弱部位有关。如牙的沟裂部位、两牙相邻不易清洁的部位。常见的不易清洁的部位,如牙列不齐、修复体和正畸装置边缘,都是龋的好发部位。

好发部位还与患者的年龄有关。3岁以前的幼儿多为前牙的邻面龋,这与饮食有关;3～5岁则多见乳磨牙的窝沟龋,与牙齿初萌有关;而到了8岁左右,乳磨牙的邻面龋开始多起来,与颌骨生长后牙间隙增大有关。青少年多发恒牙窝沟龋和上前牙的邻面龋,而中老年人则多见根面龋。

(二)好发牙齿

上前牙邻面、磨牙窝沟、义齿基牙、排列不齐的牙齿,都是常见的易患龋的牙齿。乳磨牙和第1恒磨牙是窝沟龋的好发牙齿,这是因为乳磨牙和第1恒磨牙一般在出生前开始发育,并有部分矿化,出生后继续发育和矿化。由于经历新生儿环境的变化,这些牙更容易出现发育和矿化上的缺陷,因此患龋率较其他牙高。下颌前牙由于接近唾液导管口,表面光滑、易于自洁,因而很少发生龋。如果龋波及下颌前牙,该患者一般可被认作高危个体。

临床检查龋齿时,要注意对好发部位和好发牙齿的检查,同时要加强对患者的防龋指导。

第六节 临床分类与诊断

一、按病变侵入深度的分类与诊断

根据龋坏的深度分类是最常用的临床分类方法,简单及可操作性强,有利于临床治疗方法的选择。这里,龋作为诊断名词,特指已经形成龋洞,但又无牙髓临床病变的状况。临床上分为浅龋、中龋及深龋,但是浅、中、深三级之间临床上并没有一个十分清楚的界限。

(一)浅龋

龋蚀只限于牙齿的表层,即牙釉质或牙骨质。初期在牙表面可因脱钙而失去固有色泽,呈白垩色点或斑;继之呈黄褐色或黑色,患者无自觉症状,探诊有粗糙感或有浅层龋洞形成。

(二)中龋

龋蚀已进展到牙本质浅层,形成龋洞,洞内除了病变的牙本质外,还有食物残渣、细菌等。患者对冷、热、酸及甜等刺激较为敏感,尤其是对冷的刺激更为明显,但外界刺激去除后,症状即可消失。

(三)深龋

龋蚀已进展到牙本质深层,形成较深的龋洞。由于深龋病变接近牙髓,所以对温度及化学刺激敏感,食物嵌入洞内可引起疼痛,探查龋洞时酸痛明显,说明龋蚀已接近牙髓组织,但无自发性疼痛。

二、按病变速度的分类与诊断

这种分类方法有利于对患者的整体情况进行综合考虑,有利于及时采取措施。

(一)急性龋

龋的发展速度可以很快,从发现到出现牙髓病变的时间可以短至数周。病变如发生在窝沟,可在窝沟底部沿釉牙本质界向两侧和牙本质深部发展,则形成临床上不易发现的隐匿性龋。病变部的牙本质质地较湿软,范围较广,容易以手用器械去除。由于进展速度快,早期可侵犯牙髓,就诊时可能已有牙髓病变。检查和诊断时要特别注意。由于发展速度快,病理学上很难见到在牙髓腔一侧的修复性牙本质形成。

多发生在儿童和易感个体。儿童新萌出的牙结构比较疏松,尤其是牙本质中小管数目多,矿物成分少,有利于酸和细菌代谢物质的扩散。而另一方面,儿童期食糖不容易得到控制,口腔卫生的良好习惯没有养成,使局部的致龋力增强。窝沟发育的缺陷,如矿化不全、沟陷深、牙釉质缺如,都使病变发展迅速。成年人当患有唾液分泌方面的问题,如分泌量过少时,则影响唾液的清洁缓冲功能,使局部菌斑的 pH 较长时间保持在一个低水平,致龋力相对加大,也可出现急性龋的情况。

(二)猖獗龋

猖獗龋是特殊类型的急性龋,表现为口腔在短期内(6～12 个月)有多个牙齿、牙面,尤其在一般不发生龋的下颌前牙甚至是切端的部位发生龋。可见于儿童初萌牙列,多与牙齿的发育和钙化不良有关;也可见于患者唾液腺功能被破坏或障碍时,如头颈部放疗后出现的龋损增加或患口干症时。有学者将头颈部放疗导致的猖獗龋称为放射性龋。

(三)慢性龋

一般情况下,龋呈现慢性过程、病变组织着色深、病变部位质地稍硬、不易用手或用器械去除。多数情况下,成年人发生的龋是这种龋。由于病程缓慢,在牙髓腔一侧可有较多的修复性牙本质形成。

(四)静止龋

由于致龋因素消失,已有的病变停止进展并再矿化。可见于发生在邻面的早期龋。如果相邻的患牙已拔除,患龋部位可以在口腔咀嚼时达到自洁,病变脱矿部位由于唾液的作用而再矿化。也见于磨牙患急性龋潜行发展时,使釉质失去支持,在咀嚼力的作用下破坏、崩溃、脱落,暴露的牙本质呈浅碟状,菌斑不能聚集,病变牙本质在唾液和氟化物的作用下再矿化,病变静止。临床检查时,病变部位可以有轻度着色,但质地同正常组织或更硬,表面光亮。

三、按病变发生的组织和部位分类与诊断

(一)釉质龋

釉质龋是发生在牙釉质的龋。由于牙釉质的主要成分是无机矿物磷灰石,脱矿是釉质龋的主要病理学表现。正常釉质是半透明的,早期脱矿可以使釉质内部的结晶体光学性质发生变化,也可以使矿物含量降低,微孔增多,使早期釉质龋的光折射率发生变化,病变区呈白垩样色泽变化或呈位于釉质的浅洞。

(二)牙本质龋

牙本质龋是指病变发展到牙本质的龋。由于牙本质成分中含有较多的有机质,因而致龋过程不同于牙釉质,既有矿物的溶解,还应有胶原蛋白的溶解。有时候,牙本质的脱矿现象可以很严重,但只要胶原蛋白的基本结构存在,一旦致龋因素和受细菌感染的牙本质去除后,仅为少量脱矿的部分仍可修复或再矿化。再矿化的牙本质有时可能较正常组织矿化程度要高,如在静止龋时的牙本质。

(三)牙骨质龋

牙骨质龋是指发生在牙骨质的龋,多见于中老年患者因牙周病暴露的牙骨质表面。由于牙骨质是一种类骨的组织,对于牙骨质在龋的状态的破坏机制,至今没有明确的答案。但可以肯定的是,矿物溶解总应是先于有机质的破坏的。

(四)根龋

根龋是指发生在暴露的牙根表面的龋。多见于中老年人。一部分是由于患者患牙周病而导致牙根较早暴露;另一部分是由于牙周组织的生理性退缩。临床上,常可见到有一部分患者,牙冠的部分很少有龋,但到了老年牙根暴露则多龋,提示根面龋的发病机制有可能不同于冠部的釉质龋。

(五)窝沟龋

窝沟龋是指发生在牙的点隙沟裂处的龋。这种情况多与该处的发育和解剖有关,常见于牙齿初萌的头几年。

(六)平滑面龋

平滑面龋是指发生在颊舌平滑面的龋,常见于唇颊牙颈部,由于菌斑聚集并得不到及时清洁而致。

(七)邻面龋

邻面龋是指发生在牙的近远中面的龋。两个相邻的部位是最不易清洁的位置,因而更易患龋。

四、按发病特点的分类与诊断

(一)继发龋

继发龋是指在已有修复体边缘或底部发生的龋。临床可见修复体边缘牙组织着色变软,X线片显示修复体周围牙组织密度降低。

(二)再发龋

再发龋是指原发龋病灶修复后在同一牙齿其他部位发生的龋损。用以与继发龋区别。

另外,在临床上有根据致病因素命名龋的,如放射性龋、喂养龋、奶瓶龋及青少年龋,在此不一一列举。

第七节　鉴　别　诊　断

一、与牙齿发育和矿化不良的鉴别

局部的或全身的疾病可导致牙齿的发育和矿化不良,表现为牙表面有实质性的缺损和色泽变化。如釉质发育不全时,牙表面可出现陷窝状的缺陷,应与龋齿鉴别。一般这种缺陷呈不规则形、表面有光泽、质地坚硬。发生在咬合面常累及牙尖,而龋则主要累及窝沟。发育不全的缺陷还常发生在前牙的唇面和切缘,容易与龋鉴别。但是,釉质的这种缺陷也可能继发龋,表现为缺陷部位菌斑聚集,牙体组织脱矿变软。导致牙齿发育和矿化不良的非龋疾病还有氟牙症、四环素牙等多种疾病,多有矿化不良和色泽改变。多数情况下,牙表面组织有光泽、质地硬,容易与龋鉴别。有表面发育缺陷的牙,菌斑不易被清除,也可能成为龋的好发部位。

二、与其他非龋疾病的鉴别

楔状缺损是发生在牙颈部的牙体组织缺损,但病变部位质地同正常组织,表面有光泽、无菌斑积累。酸蚀症和其他非龋性牙体组织缺损致牙本质暴露可出现牙本质敏感症,表现为对过冷和过热的敏感,但用暂封性材料覆盖敏感部位后,敏感症状消失。楔状缺损的部位有时也是菌斑易积聚的部位,有时可同时发生龋。

三、深龋与可逆性牙髓炎的鉴别

龋深达牙本质深层,去腐干净后也未露髓,但进行常规温度测试检查时,出现较正常对照牙敏感的反应,如刺激时的一过性敏感症状。询问病史中从未出现自发痛症状,则应考虑牙髓充血的可能,可诊断为可逆性牙髓炎。治疗应为间接盖髓观察,暂时充填,待充血症状消失后,再行永久充填。部分可逆性牙髓炎也可能进展为不可逆的牙髓炎。

四、深龋与死髓牙的鉴别

有些情况下,尤其是在急性龋的时候,深龋时的毒素可以在龋还没有到达牙髓的情况下感染牙髓,致牙髓坏死,而患者可以没有临床症状。应通过温度测试、探诊和电活力测试予以鉴别。有时龋的过程缓慢,形成修复牙本质层后,可能降低牙对温度的反应性。遇到这种情况可以将测温度的部位放在窝洞内进行测试。必要时,应拍 X 线片,观察根尖周组织的情况。

五、深龋与慢性牙髓炎的鉴别

龋可以到达牙本质深层但未露髓,但龋坏过程产生的毒素可以穿过部分脱矿的牙本质刺激牙髓,引起牙髓的慢性炎症。慢性牙髓炎一般会有相应的自发痛症状,但也因人而异。对于临床症状不明显的病例,可通过仔细询问病史、温度测试和电活力测试仔细鉴别。如临床有自发痛的经历,温度测试时较正常牙敏感或有延迟性疼痛,则应诊断为慢性牙髓炎。拍 X 线片有助于诊断。深龋时根尖周膜应该是正常的,而慢性牙髓炎时,有时可见根周膜的轻度增宽。

对于诊断不清或无法确定的病例,可先行间接盖髓治疗,随访观察,确诊后再行永久充填。

第八节 非手术治疗

龋病是一种进行性疾病,在一般情况下,不经过治疗不会停止其破坏过程,而治疗不当也易再次发病。龋病引起的牙体组织破坏所致组织缺损,不可能自行修复,必须用人工材料修复替代。由于牙体组织与牙髓组织关系十分密切,治疗过程中,必须尽量减少损伤正常牙体组织,以保护牙髓-牙本质复合体。

龋病的治疗方法较多,不同程度的龋损,可以有所选择。早期釉质龋可采用非手术治疗以终止发展,或使龋损消失。出现牙体组织缺损的龋病,应采用手术治疗,即充填术治疗,是龋病治疗使用最多的方法。深龋近髓,应采取保护牙髓的措施,再进行牙体修复术。

龋病的非手术治疗是指用药物、渗透树脂或再矿化法进行的治疗,不采用牙钻或其他器械备洞。

一、适应证

早期釉质龋,尚未形成龋洞者,损害表面不承受咀嚼压力。邻面龋病变深度至釉质或牙本质的外 1/3 范围内,尚未形成龋洞者。静止龋,致龋的环境已经消失,如咬合面磨损,已将点隙磨掉;邻面龋,由于邻接牙已被拔除,龋损面容易清洁,不再有菌斑堆积。

对于龋病已经造成实质性损害,且已破坏牙体形态的完整。此种牙在口腔内保留的时间不长,如将在一年内被恒牙替换的乳牙。患者同意拔除患牙或做非手术治疗,暂留待其自然脱落。

二、常用方法

先用器械将损害面的菌斑去除,再用细砂石尖将病损牙面磨光,然后用药物处理牙齿表面。

(一)氟化物

75%氟化钠甘油、8%氟化亚锡液或单氟磷酸钠液等氟化物中的氟离子能取代羟磷灰石中的羟基形成氟磷灰石,促进釉质脱矿区再矿化,增加牙体组织的抗酸能力,阻止细菌生长、抑制细菌代谢产酸,减少菌斑形成。因此,可以终止病变,恢复矿化。氟化物对软组织无腐蚀刺激,不使牙变色,使用安全有效。

(二)硝酸银

10%的硝酸银液或硝酸铵银液均有很强的腐蚀、杀菌和收敛作用。使用时用丁香油或10%甲醛溶液作为还原剂,生成黑色还原银,若用2.5%碘酊则生成灰白色碘化银。两者都有凝固蛋白质、杀灭细菌、渗透沉积并堵塞釉质孔隙和牙本质小管的作用,可封闭病变区,终止龋病发展。硝酸银对软组织有腐蚀凝固作用,并使牙体组织变黑,一般只用于乳牙或恒牙后牙,不得用于牙颈部病损。

釉质发育不良继发的大面积浅碟状龋可以适当磨除边缘脆弱釉质,光滑面浅龋也可视情况稍加磨除。

(三)渗透树脂

渗透树脂是具有较高渗透系数(penetration coefficient,PC)的低黏度光固化树脂。这种树脂在较短的作用时间内可以迅速地渗透入脱矿釉质的微孔中,经过固化以后可以阻止病变进展,并有效地抵抗口腔环境的脱矿作用,增强树脂渗透病变区的强度。

通过低黏度光固化树脂取代邻面龋白垩色病变区的脱矿物质,并在病变体部形成屏障,从而终止病变进展,主要适用于邻面龋病变深度至釉质或牙本质的外1/3范围内,尚未形成龋洞者。

(四)再矿化治疗

对脱矿而硬度下降的早期釉质龋,用特配的再矿化液治疗使钙盐重新沉积,进行再矿化,恢复硬度,从而消除龋病。这是近年来治疗早期龋的新疗法,有一定的临床效果。主要适用于位于光滑面(颊、舌、腭或邻面)的白垩斑,以青少年效果更佳,对龋病活跃的患者,也可作预防用。

再矿化液有单组分和复合组分两类。近期更趋向用复合组分,主要为氟盐、钙盐和磷酸盐类,以下介绍 2 种。①单组分:氟化钠 0.2 g,蒸馏水 1 000 mL。②复合组分:氯化钠 8.9 g,磷酸三氢钾 6.6 g,氯化钾 11.1 g,氟化钾 0.2 g,蒸馏水 1 000 mL。

用作含漱剂,每天含漱;用作局部涂擦,暴露釉质白斑区,清洗刮治干净、隔湿、干燥,用小棉球饱浸药液放置白斑处。药液对组织无损伤,患者也可自行使用。

第九节 手 术 治 疗

龋病充填治疗又称手术治疗,主要步骤是制备洞形,去除病变组织,按一定要求将洞制作成合理的形状,再将修复材料填入洞内,恢复牙的功能与外形,其性质与一般外科手术相似,称为牙体外科。

一、龋洞的分类

在临床中,根据龋病发生的部位和程度,将龋洞进行分类,常用的有根据部位的简单分类和广泛使用的 Black 分类法。随着牙体修复技术和材料的发展,出现了一些新的分类方法。

(一)根据部位分类

通常也把仅包括一个牙面的窝洞称为单面洞。如窝洞位于𬌗面者称为𬌗面洞,位于近中邻面者称为近中邻面洞,以此类推还有远中邻面洞、颊(舌)面洞等。若窝洞同时包括 2 个或 2 个以上牙面时,以所在牙面联合命名,如近中邻𬌗洞、远中邻𬌗洞、颊𬌗洞等,通常将其称为双面洞或复杂洞。为方便记录,通常使用英语字首简写,如 M(mesial)代表近中邻面,D(distal)代表远中邻面,O(occlusal)代表𬌗面,B(buccal)代表颊面,L(Lingual)代表舌面,La(Labial)代表唇面。复杂洞记录时可将颊𬌗洞写作 BO,近远中邻𬌗洞写作 MOD,依此类推。

(二)Black 分类法

Black 分类法是根据龋洞发生的部位和破坏,将制备的窝洞进行分类,这种分类法在临床上广泛使用。

1. Ⅰ类洞

发生在所有牙齿表面发育点隙裂沟的龋损所备成的窝洞称为Ⅰ类洞,包括磨牙和前磨牙咬合面的点隙裂沟洞,下磨牙颊面和上磨牙腭面的沟、切牙舌面窝内的洞(图 4-1)。

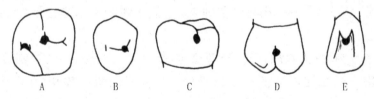

图 4-1　点隙裂沟龋洞、Ⅰ类洞形

2.Ⅱ类洞

发生在后牙邻面的龋损所备的窝洞称为Ⅱ类洞。包括磨牙和前磨牙的邻面洞、邻颊面洞、邻舌面洞和邻𬌗邻洞。如邻面龋损破坏到咬合面,也属于Ⅱ类洞(图 4-2)。

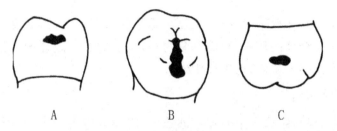

图 4-2　后牙邻面龋、Ⅱ类洞形

3.Ⅲ类洞

前牙邻面未累及切角的龋损所备成的窝洞称为Ⅲ类洞。包括切牙和尖牙的邻面洞、邻舌面和邻唇面洞。如果病变扩大到舌面或唇面,也属于此类洞。

4.Ⅳ类洞

前牙邻面累及切角的龋损所备成的窝洞称为Ⅳ类洞。

5.Ⅴ类洞

所有牙的颊(唇)舌面颈 1/3 处的龋损所备成的窝洞称为Ⅴ类洞。包括前牙和后牙颊舌面的颈 1/3 洞,但未累及该面的点隙裂沟者,统称Ⅴ类洞。

由于龋损部位的多样化,Black 分类法已不能满足临床的需要,有学者将前牙切嵴上或后牙牙尖上发生的龋洞制备的窝洞又列为一类,称为"Ⅵ类洞"。也有人将前磨牙和磨牙的近中面-𬌗面-远中面洞叫作"Ⅵ类洞"者。

(三)根据龋病发生的部位和程度分类

随着粘接修复技术和含氟材料再矿化应用的发展,现代龋病治疗提倡最大程度保留牙体硬组织,根据龋病发生的部位和程度,将龋洞分为以下类型。

1.龋洞发生的 3 个部位

(1)部位 1:后牙殆面或其他光滑牙面点隙裂沟龋洞。

(2)部位 2:邻面触点以下龋洞。

(3)部位 3:牙冠颈部 1/3 龋洞或者牙龈退缩后根面暴露发生的龋洞。

2.龋洞的 4 种程度

(1)程度 1:龋坏仅少量侵及牙本质浅层,但不可通过再矿化治疗恢复。

(2)程度 2:龋坏侵及牙本质中层,洞形预备后余留釉质完整并有牙本质支持,承受正常咬合力时不会折裂,剩余牙体硬组织有足够的强度支持充填修复体。

(3)程度 3:龋坏扩大并超过了牙本质中层,余留牙体硬组织支持力减弱,在正常殆力时可能导致牙尖或牙嵴折裂,洞形预备需要扩大使修复体能为余留牙体硬组织提供足够的支持和保护。

(4)程度 4:龋坏已造成大量的牙体硬组织缺损。

这种洞形分类方法弥补了 Black 分类法的不足,如发生在邻面仅侵及牙本质浅层的龋洞(部位 1,程度 1,简写为 1-1)。

二、洞形的基本结构

为了使充填修复术达到恢复牙齿外形和生理性功能,使充填修复体承受咀嚼压力并不脱落,必须将病变的龋洞制备成一定形状结构。

(一)洞壁

经过制备具特定形状的洞形,由洞内壁所构成。内壁又分为侧壁和髓壁。侧壁与牙齿表面相垂直的洞壁,平而直。在冠部由釉质壁和牙本质壁所组成,在根部由牙骨质壁和牙本质壁所组成。髓壁为位于洞底,被覆于牙髓,与侧壁相垂直的洞壁。洞壁可以按其内壁相邻近的牙面命名,如一个殆面洞具有 4 个侧壁,颊壁、近中壁、舌壁、远中壁,位于洞底的髓壁,位于轴面洞底的为轴壁。牙轴面洞近牙颈的侧壁称为颈壁。

(二)洞角

内壁与内壁相交处,形成洞角。2 个内壁相交成为线角,3 个内壁相交成为点角,线角与点角都位于牙本质。

(三)洞缘角

洞侧壁与牙齿表面的交接线为洞缘角,又称洞面角。

(四)线角

线角是依其相交接的 2 个内壁而定。点角依其相交接的 3 个内壁而定。以邻𬌗面洞的轴面洞为例,有颊轴线角、舌轴线角、龈轴线角,还有颊龈轴点角和舌龈轴点角。在洞底轴髓壁和𬌗髓壁的交接处,称轴髓线角。

三、抗力形

抗力形是使充填修复体和余留牙能够承受咬合力而不会破裂的特定形状,充填修复体承受咬合力后与余留牙体组织之间内应力的展现。如果应力集中,反复作用而达到相当程度时,充填修复材料或者牙体组织可能破裂会导致充填失败。抗力形的设计,应使应力得以均匀地分布于充填修复体和牙体组织上,减少应力的集中。抗力形的基本结构有以下几种。

(一)洞形深度

洞形达到一定深度时,充填修复体才能获得一定的厚度和强度,使充填体稳固在洞内。洞底必须建立在牙本质上,才能保证一定的深度,同时牙本质具有弹性可更好地传递应力。若将洞底建立在釉质上,深度不够,受力后充填修复体可能脆裂。

洞的深度随充填修复材料强度的改进,已有减少,后牙洞深以达到釉牙本质界下 0.2～0.5 mm 为宜。前牙受力小,牙体组织薄,可达到釉牙本质界的牙本质面。龋坏超过上述深度,制洞后以垫底材料恢复时,至少应留出上述深度的洞形,以容纳足够厚度的充填材料。

(二)箱状结构

箱状洞形的特征是洞底平壁直,侧壁与洞底相垂直,各侧壁之间相互平行(图 4-3)。箱状洞形不产生如龋损圆弧状洞底的应力集中,平坦的洞底与𬌗力方向垂直,内应力能均匀分布。箱状洞形充填修复体的厚度基本一致,不会出现圆弧洞形逐渐减薄的边缘,薄缘常因强度不足,受力后易折断。厚度均匀一致的充填修复体,可以更好地显现材料抗压性能。箱状洞形锋锐的点、线角,受力时会出现应力集中,洞底与侧壁的交角应明确而圆钝,使应力不集中,减少破裂。

(三)梯形结构

双面洞的洞底应形成阶梯以均匀分担咬合力,梯形结构的组成包括龈壁、轴壁、髓壁、近/远中侧壁(图 4-4)。其中龈壁与髓壁平行,轴壁与近、远中侧壁平行,各壁交接呈直角,点、线角圆钝,特别是洞底轴壁与髓壁相交的轴髓线角,不应锋锐。梯形设计可均匀分布𬌗力,主要由龈壁和髓壁承担。

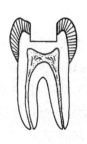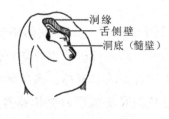

图 4-3　箱状结构

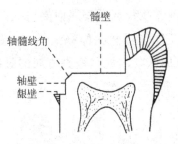

图 4-4　梯形结构

牙体硬组织的抗力设计如下。①去除无基釉：无基釉是缺乏牙本质支撑的釉质，侧壁的釉质壁，位于洞缘，如失去下方牙本质，承力后易出现崩裂，使充填修复体和牙齿的交接缘产生裂缝，导致充填失败。龋洞缘已有的无基釉应去除净，在洞形制备过程中也应避免产生新的无基釉。应运用牙体解剖组织学的知识，掌握牙齿各部位釉柱排列的方向，制备釉质壁时，与其方向顺应。②去除脆弱牙体组织：应尽量保留承力区的牙尖和牙嵴。组织被磨除越多，余留的牙体组织越少，承担咬合力的能力越低。龋坏过大，受到损伤而变得脆弱的牙尖和牙嵴，应修整以降低高度，减轻殆力负担，防止破裂和折断。③洞缘外形线要求为圆钝曲线，也含有使应力沿弧形向牙体分散均匀传递的作用。转折处若成锐角，则使向牙体的应力在锐角处集中，长期作用，牙体组织易于破裂。

抗力形的设计应结合充填修复体是否承受殆力和承力的大小来考虑，如殆面洞、邻殆洞的抗力形制备应严格按要求进行，颊、唇面的Ⅴ类洞对抗力形要求不高。

四、固位形

固位形使充填修复体能保留于洞内，承受力后不移位、不脱落的特定形状，在充填修复材料与牙体硬组织间，不具有粘接性时，充填修复体留在洞内主要靠密合的摩擦力和洞口小于洞底的机械榫合力。

(一)侧壁固位

侧壁固位是相互平行并具一定深度的侧壁,借助于洞壁和充填修复体的密合摩擦,有着固位作用。从固位的角度考虑,洞底也与抗力形一样要求建立在牙本质,其弹性有利于固着充填修复体。盒状洞形的结构,包含相互平行并具一定深度的侧壁,可以避免洞底呈弧形时充填修复体在受力后出现的滑动松脱。可见盒状洞形既满足了抗力形的要求,也为固位形所需要。

(二)倒凹固位

倒凹固位:倒凹是在侧髓线角区平洞底向侧壁做出的凹入小区,可使洞的底部有突出的部位,充填修复体获得洞底部略大于洞口部的形状而能固位。倒凹固位形可以防止充填修复体从与洞底呈垂直方向的脱出(图 4-5)。

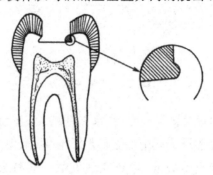

图 4-5 倒凹固位

倒凹可制备在牙尖的下方,牙尖为厚实坚固的部位,但其下方深层,正是牙髓髓角所在,故应留意洞的深度。洞底在釉牙本质界 0.5 mm 以内者,可直接制备;洞底超过规定深度后,最好先垫铺基底再制备倒凹。

(三)鸠尾固位

鸠尾固位是用于复面洞的一种固位形,形似鸠的尾部,由鸠尾峡部和鸠尾所构成(图 4-6)。借助于峡部缩窄的锁扣作用,可以防止充填修复体与洞底呈水平方向的脱出。后牙邻面龋累及咬合面边缘嵴,可在𬌗面制备鸠尾固位形,成为邻𬌗面洞。

鸠尾固位形的大小,与原发龋范围相适应,不宜过大或过小,深度应按规定要求,特别在峡部必须具有一定深度。鸠尾峡的宽度设计很重要,过宽固位不良,过窄充填修复体易在峡部折断,后牙一般为颊舌牙尖间距的 1/3～1/2,有 2～3 mm 宽。峡部的位置应在洞底轴髓线角的靠中线侧,不应与其相重叠。鸠尾的宽度必须大于小峡部才能起到水平固位作用。

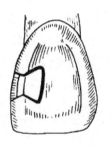
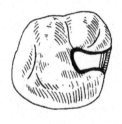

图 4-6 鸠尾固位形

(四)梯形固位

梯形固位为复面洞所采用的固位形。邻殆面洞的邻面洞设计为颈侧大于殆侧的梯形,可防止充填修复体与梯形底呈垂直方向的脱出(图 4-7)。梯形洞的大小依据龋损的范围再进行预防性扩展而确定。侧壁应扩大到接触区外的自洁区,并向中线倾斜,形成颈侧大于殆侧的外形。梯形洞的底为龈壁,宜平行于龈缘,龈壁与侧壁连接角处应圆钝。梯形洞的深度居釉牙本质界下 0.2～0.5 mm,同常规要求,龋损过深应于轴壁垫底。梯形洞的两侧壁在殆面边缘嵴中间部分与洞形的殆面部相连接。梯形固位还可用于邻颊(唇)面洞、邻舌(腭)面洞、磨牙的颊殆面洞和舌殆面洞的轴面部分。

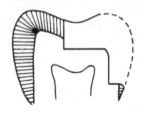

图 4-7 后牙邻

洞的梯形固位:固位形的设计与洞形涉及的牙面数有关。单面洞的充填修复体可能从 1 个方向脱出,即从与洞底呈垂直方向的脱出;复面洞的充填修复体则可能从洞底呈垂直向或水平向的 2 个方向脱出。邻面的三面洞充填修复体可从一个垂直方向脱出,如近中殆远中面洞充填修复体;也可能从垂直向或水平向两个方位脱出,如越过邻颊轴角的邻殆颊面洞充填修复体。在设计固位形时,应针对具体情况有所选择。

五、洞形设计与制备

洞的外形设计根据病变的范围来决定,基本原则是去除龋坏组织,保留更多的健康牙体组织,洞的外形可以根据龋损的大小、累及的牙面设计,有时因预防和临床操作需要,洞的外形需扩展到健康的牙齿表面。洞的外形制备时应尽量保留牙尖、牙嵴,包括边缘嵴、横嵴、斜嵴、三角嵴等牙的自洁部位。

洞的外形线呈圆钝的曲线,圆钝的转角要尽量减少应力的集中(图 4-8)。

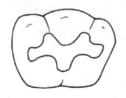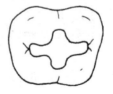

图 4-8　洞的外形曲线

(一)洞形制备的基本原则

在龋病治疗过程中,洞的制备(简称备洞)是非常重要的,直接关系到治疗的成败。洞形制备的基本原则如下。

1.局部与全身的关系

充分认识备洞是在生活的器官——牙上进行手术,与全身有密切的联系,即使无髓或死髓牙也是如此。如同外科性手术治疗,必须遵循一般的手术原则。切割或磨除牙体硬组织时,切割或磨除过程产生的机械、压力和热刺激均可对牙体硬组织、牙髓甚至身体造成不良影响。这些影响,有的使牙或机体产生立即的反应,有的则产生延缓的反应。因此,主张在备洞时采用间断操作,必要时应用麻醉术辅助进行。

2.尽量去除病变组织

备洞时将所有病变组织去除干净,对治疗效果非常重要。如果遗留一点病变组织,将会继续发生龋病病变,而且这种继续发展的病变位于充填修复体下面,不易被察觉,危害更大。病变组织指的是坏死崩溃和感染的牙体组织,不包括脱矿而无感染的牙本质,后者可以适当保留。

3.保护牙髓和牙周组织

备洞时术者应充分了解牙体硬组织,牙周组织的结构、性质、形态;组织的厚度、硬度,髓腔的形态,髓角的位置和高低;不同年龄时期产生的牙体生理性变化,如磨损、牙髓、继发性牙本质形成、修复性牙本质的形成、髓腔形态的变化、牙髓组织的增龄性变化等特点。注意保护牙髓和牙周组织,不要对它们造成意外的损伤。

4.尽量保留健康牙体组织

在切割磨钻病变组织时,必须尽可能保留更多的健康组织,这对维持牙齿的坚硬度,恢复牙的功能有很重要的关系。牙体组织一经破坏不易恢复原来的性能。

洞形制作时,还应该注意患者的全身健康和精神神经状态,对患某些慢性病如结核病、心血管疾病、神经衰弱等患者或女性患者、儿童及老年患者,手术时间不宜过长,动作要更敏捷轻柔。由于备洞是一种手术,所以现代口腔医学非常重视治疗环境的优化和手术器械的改进。

(二)洞形制备

1.打开洞口查清病变

这一点非常重要,只有查清病变情况才能拟定良好的治疗方案。龋洞洞口开放者,比较容易查清;龋洞洞口小或位于较隐蔽的牙面,则必须将洞口扩开,否则无法查清病变范围、洞的深浅等情况,位于殆面的点隙裂沟龋就属于这种情况。

临床上经常见邻面龋洞,如靠近龋洞的邻面边缘嵴和洞的颊、舌侧均完整,则必须将殆面邻近龋洞的边缘嵴钻掉一部分,才能使洞敞开,以便进一步查清病变范围和深度,以及有无髓腔穿通情况。从殆面去除一部分边缘嵴然后进入洞内比从颊面或舌面进入的效果好,这样可以保留更多的健康牙体组织。

后牙邻面牙颈部的洞,可以从颊面(下后牙)或腭侧(上后牙)进入洞内,不从咬合面进入;前牙邻面洞从何方进入,可以根据洞靠近何方来定,靠近颊面者从颊方进入,靠近舌面者从舌方进入。

2.去除龋坏组织

只有将龋坏的组织去除干净才能查清病变范围和深度。原则上已经龋坏软化的牙本质应彻底去除,以免引起继发龋。侧壁的龋坏应全部切削净,直至形成由健康釉质和牙本质组成的平直侧壁。髓壁和轴壁的龋坏组织,在中龋洞内也应彻底去净,建立健康牙本质的洞底。

深龋洞在不穿通牙髓的前提下应将软龋去净,但若彻底去净有可能导致牙髓暴露时,应保留极近髓角或髓室区的少许软龋,并按余留龋先进行治疗(如抗生素、非腐蚀性消毒药等),几天后再继续治疗。通常用挖器剔挖病变组织最好,在剔挖病变组织时,应当注意将着力点从洞周围往中央剔挖,不能将着力点放在洞底中央。一般情况下,洞底中央是薄弱的部分,稍不注意就会将髓腔穿破,而且这里也容易将剔挖时所施的压力传递到髓腔,刺激牙髓组织,产生疼痛。

当不易判断龋坏组织是否去除干净时,可以用1‰碱性品红染色洞底,若还留有感染的病变组织被染成红色,再用挖器去除;不能去尽,可用大一点的球形钻针在慢速转动下将病变组织轻轻钻掉。

牙本质龋去净的临床判断,可以根据洞内牙本质的硬度和颜色变化来确定。龋坏牙本质一般呈深褐色、质软、探针易刺入,去净后,洞内牙本质应接近正常色泽,质地坚硬。慢性龋进展慢、修复性牙本质形成作用较强,龋坏的前锋区可以因细菌代谢产物作用而脱矿变色,随着再矿化修复,牙体硬组织重新变硬,这种再矿化的牙本质通常较正常牙本质颜色深。因此,慢性龋可允许洞底牙本质颜色略深,只要硬度已近正常,牙钻磨削时牙本质呈粉状,可不必除去。

3.制备洞的外形

查清龋洞内的病变情况和去净坏变组织,根据龋洞的形状设计制备洞的外形,将一切病变部分和可疑病变部分包括进去,一些邻近的可被探针插入的点隙沟虽未产生病变也应包括进去。保留牙体组织,特别是边缘嵴和牙尖,可保证牙的坚牢性,不致在修复后承受咀嚼压力时将牙体咬破。

外形的边缘必须建立在牙刷易清洁和唾液易冲洗的表面。如邻面洞的颊侧和舌侧边缘必须设计在触点(面)以外的牙面上。龋洞在𬌗面,不能把洞的边缘作在点隙裂沟内。外形必须建立在有健康牙本质支撑的部位上,特别是承受咀嚼压力的部位;外形必须是圆缓的曲线,不能有狭窄的区域,否则不易充填或修复,即使充填或修复了,修复物也容易折裂。

4.制备抗力形和固位形

抗力形是指将洞形制备成可以承受咀嚼压力的形状,使充填修复材料或牙体硬组织不会在咀嚼食物时发生破裂、脱位或变形。固位形则是指这种形状可将充填修复体稳固地保留在洞内不致脱落。

制备抗力形时,应注意洞底壁直,各壁互相平行,洞口略向外张开。箱状洞形中,洞底周围的线角要清楚,略微圆钝。洞底线角尖锐的修复物锋锐边缘在咀嚼压力下会像刀刃一样切割洞壁,使洞壁破裂。

去尽洞口的无基釉,以免洞口的釉质在承受咀嚼压力时破裂,出现缝隙,产生继发龋。邻𬌗洞或邻舌(颊)洞,应在邻面洞与舌面洞或𬌗面洞交界处的洞底做梯形结构,这样可以保护牙髓,也对承受咀嚼压力有帮助。制备梯形时要使梯两侧的髓壁和轴壁互相垂直,线角要圆钝。

邻𬌗洞邻面部分的龈壁,在后牙(前磨牙和磨牙)地制备上应垂直于牙的长轴,也就是与轴壁呈直角,切忌做成斜向龈方的斜面。

邻𬌗洞或邻舌洞的鸠尾峡应做在𬌗面洞或舌面洞的上方,不能做在邻面洞内,否则充填修复体容易崩裂。制备鸠尾固位形时,鸠尾和邻面洞相连接的鸠尾峡应当比鸠尾窄一些,这样才能起到固位的作用。鸠尾峡不宜过宽也不宜过窄,对于准备用银汞合金充填的洞,应有鸠尾峡所在的颊和舌尖距离的 1/3,对于用复合树脂充填的洞则只要 1/4 就行了。

备洞应尽可能多地保留健康牙体组织,注意对殆牙的牙尖高度和锋锐度。如殆补牙的殆牙尖高而锋锐,则在咀嚼食物时易将修复牙上的修复体咬碎咬破。因此,在备洞时应将对殆牙上过高过尖的牙尖磨短磨圆一些,但不要破坏正常咬合关系。

制备固位形时,应注意洞必须具有一定深度,浅洞的固位力很小,稍一承受咀嚼压力,充填修复体就会脱落或者松动。但也不能认为洞越深越好,洞太深会破坏更多的牙体组织并刺激牙髓,同时也减弱洞的抗力形。过去主张洞的深度应在中央窝下方釉牙本质界下 1 mm 左右。临床上,洞的深度还要取决于原有病变的深度。

洞形备好后,用倒锥形钻针在近牙尖部的底端,向外轻轻钻一倒凹,将来填进去的修复物硬固后,就像倒钩一样把修复体固定在洞内,一个殆面洞一般只需做 4 个倒凹。

倒凹一般做在牙尖的下面,牙尖的硬组织较厚,应当注意越是靠髓角很近的部位,倒凹做在牙尖下釉牙本质界下面不要太深。较深的洞,可以不做倒凹,靠洞的深度来固位。采用粘接性强修复材料修复时,也可以不做倒凹固位形。此外,用暂时性修复材料封洞时,也不必制作倒凹固位形。

洞壁与充填修复材料的密合也是一种固位形。在洞形制备上必须将洞壁制备得平滑,不要有过于狭窄的部分。洞周围与牙长轴平行的壁(对Ⅰ、Ⅱ类洞而言),要互相平行,这对修复材料与洞壁的密合也有帮助,不能将洞制备成底小口大的形状。

特殊情况下,为解决预备洞形时的困难,需要将洞壁扩大,以利于工具的使用、医师技术操作上的方便,这种洞形的改变称为便利形。上下颌前磨牙及磨牙邻接面的窝洞,充填修复操作困难,为了便利操作,可将窝洞扩展至咬合面。洞形制作最初阶段首先将无基釉去除,以便于观察龋坏范围,确定洞缘最后位置等,也属于便利形范畴。

(三)清理洞形完成备洞

按照洞形设计原则,从生物学观点出发,对经过上述步骤制备的洞形进行全面复查,看洞形是否达到设计要求,有无制备的失误,以减少失败,提高成功率。

将洞清洗干净,用锐探针从洞缘到洞底做探查,检查龋坏组织是否去净;可疑深窝沟是否已扩展而消除;外形线是否位于自洁区;盒状洞形是否标准,固位形是否合理;髓壁是否完整,有无小的穿髓孔;无基釉和脆弱牙尖是否已修整。龋洞经洞形制备后成为可以修复治疗的窝洞,窝洞的基本特征是没有龋坏组织,有一定的抗力形和固位形结构,修复治疗后既恢复牙的外形又承担一定的咬合力量。

根据患者对冷水喷洗时的敏感反应,探针检查洞壁洞底时的酸痛程度,结合制洞磨削过程的疼痛感,判断牙髓的状态,为已选定的治疗方法进行最后的审定。经过洞的清洗、检查,一切合乎要求,制洞过程即告完成,进入进一步的治疗。

六、各类洞形的制备要点

(一)Ⅰ类洞

Ⅰ类洞多是单面洞,上磨牙腭沟和下磨牙颊沟内的龋洞,需备成包括𬌗面在内的双面洞。在制备后牙𬌗面的Ⅰ类洞时,如果𬌗面有2个点隙或沟发生龋病,相距较远,中间有较厚的健康牙体硬组织,宜备成2个小洞形;如果2个龋洞相距较近,可将2个洞合并制备。

颊面洞未累及𬌗面时,可以备成颊面单面洞。不承受咀嚼压力,对抗力形的要求不高时,以固位形为主,应做倒凹。一般把倒凹做在𬌗壁和颈壁的中央。如果颊沟内的病变已累及咬合面,需制成双面洞𬌗补面洞做成鸠尾形,洞底髓壁和轴壁交界处,做成梯形。上颌磨牙远中舌沟内的龋洞一般多已累及𬌗面,也应将它做成双面洞,将𬌗面部分做成鸠尾形。

在制备下颌第一前磨牙𬌗面的Ⅰ类洞时,由于此牙面向舌侧倾斜。洞底不能制成水平,必须与𬌗面一致,向舌侧倾斜,否则容易钻穿髓腔。

制备上颌前牙腭面龋洞时,洞底不能做平,同时切壁和颈壁都应做成与腭面部呈垂直的形状,洞的外形呈圆形。

(二)Ⅱ类洞

Ⅱ类洞一般均备成双面洞。制备此类洞时,如靠近龋坏面上的边缘嵴尚好,则宜先用小石尖将边缘嵴磨到牙本质,用裂钻往病变区钻,洞口向颊侧和舌侧扩大,使病变范围暴露清楚,再用挖器挖尽病变组织;再根据邻面破坏大小和范围设计𬌗面的鸠尾形,使鸠尾部的大小与局部保持平衡。如果邻面病变已经累及𬌗面,则用裂钻将洞口稍加扩大,再用挖器去除病变组织。病变组织去除干净后,就着手设计洞形并制备洞。

邻面洞应当将颊侧壁和舌侧或腭侧壁做成向牙间隙开扩的形状,两壁的洞缘角应在邻面的敞开部位,但不能扩到颊面或舌面上。

𬌗面破坏的龋洞,按Ⅰ类洞制备法将𬌗面洞备好,然后向邻面扩展,注意不要伤害髓角,要去尽病变组织,修整洞形。应特别注意邻面洞的颊、舌或腭侧壁和龈壁。

对病变位于触点龈方的邻面洞,触点未被破坏,可将鸠尾制作在颊面或腭面。鸠尾不能做得过大,以免影响固位。备洞时,若有足够的空间容纳器械进入,则可将洞做成单面洞。

当后牙的2个邻面均患龋病,牙体硬组织破坏较大,可制备邻𬌗邻洞。这一类洞也属于Ⅱ类洞,制备方法与上述双面Ⅱ类洞相似,只是要在𬌗面做一个共同的鸠尾。应特别注意保留更多的健康牙体硬组织。

Ⅱ类洞修复时多采用银汞合金,该材料抗压强度高,抗张强度低,牙体硬组织自身的抗压强度较好,抗剪切度较低。为了抗衡负荷,Ⅱ类洞设计制时必须以承受压力为主,尽量减少张力和剪切力。

(三)Ⅲ类洞

Ⅲ类洞制备时,前牙邻面洞备洞一般都要把洞扩大到舌面,如果龋洞靠近唇面,洞舌侧的边缘嵴很厚实,则可将洞扩展到唇面,但不能太大。邻面龋未破坏接触点,不宜因备洞破坏邻面接触点的完整性。

Ⅲ类洞的修复以美观为主,洞形承受的负荷也不大,洞缘的无基釉可以适当保留。所保留的无基釉是全厚层釉质,无龋坏、未变色、无断纹隐裂,不直接承受压力,其下方的龋坏牙本质可以去除。

备洞时先将洞的舌或腭侧壁用球形钻或裂钻钻掉,然后用裂钻往切嵴和牙颈方向扩展一点,使洞充分暴露;用挖器将坏变组织去除干净,再根据龋洞大小,在舌或腭面设计与之相应的鸠尾固位形。可用倒锥钻自邻面洞的轴壁下牙釉本质界平齐往舌或腭面扩展,在舌或腭面备好鸠尾,仔细在舌或腭面与邻面之间做一梯,注意将梯的角做圆钝。可以先在舌或腭面制备鸠尾固位形,再向邻面扩展。舌或腭面鸠尾固位形备好后,用球形钻轻轻将邻面洞内的坏变组织去尽,用裂钻将唇、舌和龈壁修整好。

龋病损害在邻面完全敞开,器械容易进入,则将洞做成单面洞。

Ⅲ类洞的倒凹固位形一般做在靠近切嵴和龈壁与颊侧壁、舌或腭侧壁交界的点角底部。当洞同时涉及邻舌或腭面,应注意使鸠尾部的洞底与牙原来的舌或腭面平行。

(四)Ⅳ类洞

Ⅳ类洞是开放性的洞,不易制备固位形和抗力形,去尽坏变组织后,在近切嵴处和龈壁上制作针道,安放金属固位丝或固位钉,行高黏性复合树脂修复。

(五) Ⅴ类洞

Ⅴ类洞是牙冠颊或舌面近牙颈 1/3 区的洞形,多为单面洞。该类洞不直接承受咀嚼压力,对抗力形的要求不高,洞形制备以洞的外形和固位形为主。一般多将Ⅴ类洞做成肾形或半圆形。洞的龈壁凸向龈方,切壁平直,但均要做光滑,与洞底垂直。洞底略呈凸的弧面,要有一定深度,用小倒锥钻或球形钻在靠近洞底面的切壁(或𬌗壁)和龈壁上做倒凹固位形。

七、洞形隔湿、消毒、干燥

洞形制备完成,为了使修复材料与牙体组织紧密的贴合,减少继发龋的发生,需对窝洞进行隔湿、消毒、干燥处理,力求达到更好的修复效果。

(一)手术区的隔离

在备洞后、准备修复前,应当隔离手术区并消毒洞。所谓隔离手术区就是将准备修复的牙隔离起来,不要让唾液或其他液体进入洞内,以免污染洞壁和患牙,影响修复效果或修复材料的性质。最好是备洞前就隔离手术区,但应具备四手操作条件。

1.简易隔离法

简易隔离法是用消毒棉卷放在即将修复牙齿的颊侧和舌侧,上颌牙放在唇侧、颊侧。下颌牙可以用棉卷压器将棉卷压住,以免舌或颊部肌肉活动时将棉卷挤开。用小的消毒棉球或气枪干燥洞内。在使用综合治疗台治疗时,可将吸唾管置于口底,将积于口底的唾液或冲洗药液吸走。现代治疗手术椅上装有吸唾管,每次使用时,均应更换经过消毒的吸唾管,以免交叉感染。

2.吸唾器

吸唾器是利用抽气或水流产生的负压,吸出口腔内唾液。吸唾器套上吸唾弯管后放入患者下颌舌侧口底部,弯管最好采用一次性使用的塑料制品。吸唾器常配合橡皮障或棉卷隔湿使用,还可配合颊面隔湿片使用。隔湿片为医用硬泡沫塑料制成,状如圆角的三角形,患者张口时放入颊面的上下前庭穹隆,配合使用,可收到简单实用的效果。

3.橡皮障隔离法

该方法的隔湿效果较好,能有效地将手术区与口腔环境隔离起来,达到干燥、视野清晰、防止唾液侵入的目的,并能防止器械的吸入。

(二)窝洞消毒

窝洞消毒目的是去除或杀灭残留在洞壁或牙本质小管内的细菌,减少继发龋的发生。洞底多位于牙本质中层或深层,所以对消毒药物的要求较高。窝洞消毒具有一定的消毒杀菌能力,对牙髓的刺激性要小;能渗透到牙本质小管内,不引起牙体组织着色。

在备洞时就应当把感染的牙体组织去除干净,然后再经适当的冲洗,洞内的细菌就基本上被清除干净了。许多窝洞消毒药物,如酚类、硝酸银等均对牙髓有刺激性,故不主张使用药物消毒。准备修复前,对洞进行消毒还是必要的,但是应注意选用消毒力较强而刺激性较小,且不使牙变色的药物,特别是深龋洞的消毒。

常用的洞消毒药有氢氧化钙糊剂或液、50％苯酚甘油溶液、20％麝香草酚酒精溶液、樟脑酚(含樟脑6.0 g、苯酚3.0 g、95％酒精1.0 mL)、丁香酚(商品),还可用75％酒精。

(三)干燥窝洞

窝洞在充填修复前的最后一个环节是干燥洞形,这是为了使充填修复材料或其他衬底材料能充分接触牙体,不被水分隔阻而出现空隙,也避免因洞内壁的水分而影响材料性能。窝洞的干燥对充填修复的质量十分重要,使用的工具为牙科综合治疗台上接有压缩空气的气吹或是接橡皮球的手用气吹。

八、窝洞垫底

垫底是采用绝缘的无刺激性材料,铺垫于洞底,保护牙髓,避免充填材料的物理或化学因素刺激。

垫底多用于超过常规深度或近髓的窝洞。去净牙本质软龋后洞底不平者,应用材料垫平。洞虽不深,但选用的充填修复材料对牙髓有刺激性,要求作衬底以阻隔刺激。经过牙髓治疗的无髓牙,充填修复材料前,应以垫底方法做出基底,以使洞形更符合生物力学要求,同时也可节约修复材料。

垫底所用材料要求对牙髓无刺激性,最好具有安抚镇痛、促进修复性牙本质生成的作用。应有一定的机械强度以间接承受𬌗力,并具有良好的绝缘性,不传导温度和电流。

(一)单层垫底

单层垫底用于窝洞虽超过常规深度但不太近髓时。后牙多选用磷酸锌粘固粉或聚丙烯酸锌粘固粉;前牙用复合树脂充填窝洞时,材料对牙髓有一定刺激性,多用氢氧化钙粘固粉垫底。

(二)双层垫底

双层垫底用于洞深近髓的情况。磷酸锌粘固粉本身对牙髓也有轻度刺激,在其下先铺垫薄层具护髓性的材料;氧化锌丁香油粘固粉或氢氧化钙粘固粉这类材料却又因密度偏低,不宜在后牙承力洞形单独使用,因此采用双层垫底方式。丙烯酸锌粘固粉强度好,不刺激牙髓,可用于深洞垫底而不必再做双层基,但不具促进修复性牙本质生成的性能,尚不能代替护髓剂氢氧化钙粘固粉。

垫底的部位,在𬌗面洞为髓壁,在轴面洞为轴壁,不应置于侧壁和龈壁的釉质壁部分,以免垫底材料溶于唾液后产生边缘缝隙,日久出现继发龋。

洞漆和洞衬剂涂布于切削后新鲜暴露的牙体组织表面,封闭牙本质小管,阻止充填修复材料中的有害物质如银汞合金中的金属离子、磷酸锌粘固粉的磷酸,向深层牙本质渗透,还可以增强充填体与洞壁间的密合性,防止两者界面因出现缝隙发生微渗漏。所有材料为溶于有机溶剂氯仿或乙醇的天然树脂如松香,或合成树脂如硝酸纤维素,呈清漆状。洞漆可涂于釉质壁和牙本质壁,厚度为 $5\sim10\ \mu m$。洞衬剂加具有疗效的物质如氧化锌、氢氧化钙或单氟磷酸钠等,稠于洞漆,通常用于牙本质壁,厚度可达 $25\ \mu m$。

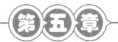

牙 髓 病

第一节 病 因

牙髓位于牙齿内部,周围被矿化程度较高的牙本质所包围,外界刺激不易进入牙髓腔,引起牙髓病变,只有在刺激强度极大时,才可能使牙髓受到损害。牙髓组织通过一或数个窄小的根尖孔与根尖周组织密切联系,牙髓中的病变产物和细菌很容易通过根尖孔向根尖周组织扩散,使根尖周组织发生病变。

在大多数情况下,牙髓的病变是在牙釉质、牙骨质和牙本质被破坏后产生。牙髓的感染多由细菌引起,这些细菌都来自口腔,多数是来自深龋洞中,深龋洞是一个相当缺氧的环境,这些地方有利于厌氧菌的生长繁殖,当龋洞接近牙髓或已经穿通牙髓时,细菌或其产生的毒素可进入髓腔引起牙髓炎。其他一些近牙髓的牙体硬组织非龋性疾病,如外伤所致的牙折、楔状缺损过深使牙髓暴露、畸形中央尖、磨损后露髓、畸形舌侧窝、隐裂、严重的磨损等也可引起牙髓炎。牙齿患牙周病时,深达根尖的牙周袋可以使感染通过根尖孔或侧支根管进入髓腔,引起逆行性牙髓炎。另外菌血症或脓血症时,细菌可随血液循环进入牙髓,引起牙髓炎。除感染外,一些不当的刺激也会引起牙髓炎,如温度骤然改变,骤冷骤热便会引起牙髓充血,甚至转化为牙髓炎;治疗龋病时,某些充填材料含刺激性物质,会引起牙髓病变;消毒窝洞的药物刺激性过强,牙髓失活剂使用不当,备洞时操作不当产热过多等。

第二节 分类及临床表现

牙髓病是临床上常见的口腔疾病,可以表现为急性或慢性的过程,也可以互相转变,牙髓炎是牙髓病中发病率最高的一种疾病。牙髓病是指牙齿受到细菌感染、创伤、温度或电流等外来物理及化学刺激作用时,牙髓组织发生一系列病变的疾病。在组织病理学上一般将牙髓分为正常牙髓和各种不同类型的病变牙髓。由于它们常存在着移行阶段和重叠现象,所以采用组织病理学的方法将牙髓状况的各段准确地分类也很困难,对于临床医师来说,重要的是需要判断患牙的牙髓是否能通过实施一些临床保护措施而得以保留其生活状态且不出现临床症状。因此,根据牙髓的临床表现和治疗预后可分为可复性牙髓炎、不可复性牙髓炎、牙髓坏死、牙髓钙化和牙内吸收。其中不可复性牙髓炎又分为急性牙髓炎、慢性牙髓炎、残髓炎、逆行性牙髓炎。现将常见的牙髓病表现介绍如下。

可复性牙髓炎是一种病变较轻的牙髓炎,受到温度刺激时,产生快而锐的酸痛或疼痛但不严重,刺激去除后疼痛立即消失,每次痛的时间短暂,不拖延。检查可见无穿髓孔。如果致病时刺激因子被消除,牙髓可恢复正常,如果刺激继续存在,炎症继续发展,将成为不可复性牙髓炎。

不可复性牙髓炎的症状是有间断或持续的自发痛,骤然的温度刺激可诱发长时间疼痛。患者身体姿势发生改变时也引起疼痛,如弯腰或躺卧,这是由于体位改变使牙髓腔内压力增加所致。疼痛可以是锐痛,也可以是钝痛,但多数人不易指出患牙的确切位置,有时疼痛呈放散性,有时呈反射性。如果炎症渗出物得到引流,炎症可以消退,疼痛缓解;如得不到引流,刺激继续存在,则炎症加重而使牙髓坏死。

逆行性牙髓炎是牙周病患牙牙周组织破坏后,根尖孔或侧支根尖孔外露,感染由此进入牙髓,引起牙髓炎症。表现为锐痛,近颈部牙面的破坏和根分歧处外露的孔所引起的炎症,多为局限性,疼痛不剧烈。牙周袋深达根尖或接近根尖,冷热刺激可引起疼痛。

残髓炎是指经过牙髓治疗后,仍有残存的少量根髓,并发生炎症。如干髓治疗的牙齿,经常发生残髓炎。患者常表现为自发性钝痛,放散到头面部,每天发作一两次,疼痛持续时间较短,温度刺激痛明显,有咬合不适感或有轻微咬合痛,有牙髓治疗史。

牙髓坏死是指牙髓组织因缺氧而死亡的病变,经常是由于不可复性牙髓炎继续发展的结果,也可能因化学药物的刺激而产生,也可能由于牙齿受到外伤或牙周炎破坏达根尖区,根尖周组织和根管内组织发生栓塞而使牙髓坏死,牙冠可变为黄色或暗灰色,冷热刺激时都无反应。如不及时治疗,则病变可向根尖周组织扩展,引起根尖周炎。

第三节 治疗措施

一、年轻恒牙的治疗特点

乳牙脱落后新萌出的恒牙牙根未发育完成,仍处在继续生长发育阶段,此阶段的恒牙称为年轻恒牙。年轻恒牙髓腔大、根管粗、牙本质薄、牙本质小管粗大,所以外来刺激易波及牙髓。年轻恒牙的牙根在萌出 3～5 年才能完全形成,年轻恒牙的牙髓组织与乳牙相似,因根尖开口较大、髓腔内血液供给丰富,发生炎症时感染容易扩散,如得到及时控制,也可能恢复。

年轻恒牙牙髓组织不仅对牙具有有营养和感觉的功能,而且与牙齿的发育有密切关系,因此牙髓炎的治疗以保存生活牙髓为首选治疗。年轻恒牙萌出后 2～3 年牙根才达到应有的长度,3～5 年根尖才发育完成。所以,年轻恒牙牙髓炎应尽力保存活髓组织,如不能保存全部活髓,也应保存根部活髓;如不能保存根部活髓,也应保存患牙。治疗中常常选择盖髓术和活髓切断术,对根尖敞开,牙根未发育完全的死髓牙应采用促使根尖继续形成的治疗方法,即根尖诱导形成术。

二、恒牙髓腔解剖特点及开髓方法

(一)上颌前牙

1.髓腔解剖特点

髓腔一般为单根管,髓室与髓腔无明显界限,根管粗大,近远中纵剖面可见进远中髓角突向切方,唇舌向纵剖面可见髓室近舌隆突部膨大,根管在牙颈部横断面呈圆三角形。

2.开髓方法

开髓方法在舌面舌隆突上方垂直与舌面钻入,逐层深入,钻针应向四周稍微扩展,以免折断。当有落空感时,调整车针方向与牙体长轴方向一致进入髓腔,改用提拉动作揭去髓室顶,形成一顶向根方的三角形窝洞。

(二)下颌前牙

1.髓腔解剖特点

解剖特点与上颌前牙基本相同,只是牙体积小,髓腔细小。

2.开髓方法

开髓时车针一定要局限于舌隆突处,勿偏向近远中,开髓外形呈椭圆形,进入髓腔方向要与根管长轴一致,避免近远中侧穿。

(三)上颌前磨牙

1.髓腔解剖特点

髓室呈立方形,颊舌径大于近远中径,有 2 个细而突的髓角分别伸入颊舌尖内,分为颊舌 2 个根管,根分歧部比较接近根尖 1/3 部,从洞口很难看到髓室底。上颌第 1 前磨牙多为两个根管,上颌第 2 前磨牙可为一个根管,约 40% 为双根管。

2.开髓方法

开髓方法为在颌面做成颊舌向的椭圆形窝洞,先穿通颊舌 2 个髓角,不要将刚穿通的 2 个髓角误认为根管口,插入裂钻向颊舌方向推磨,把颊舌 2 个髓角连通,便可揭开髓室顶。

(四)下颌前磨牙

1.髓腔解剖特点

解剖特点为单根管,髓室和根管的颊舌径较大,髓室和根管无明显界限,牙冠向舌侧倾斜,髓腔顶偏向颊侧。

2.开髓方法

开髓方法为在颌面偏颊尖处钻入,切勿磨穿近远中壁和颊舌侧壁,始终保持车针与牙体长轴一致。

(五)上颌磨牙

1.髓腔解剖特点

髓腔形态与牙体外形相似,颊舌径宽,髓角突入相应牙尖内,其中近中颊髓角最高,颊侧有近远中 2 个根管,根管口距离较近,腭侧有一粗大的根管,上颌第 2 磨牙可出现 2 个颊根融合为一个较大的颊根。

2.开髓方法

开髓洞形要和牙根颈部横断面根管口连线一致,做成颊舌径长、近远中径短的圆三角形,三角形的顶在腭侧,底在颊侧,其中一边在斜嵴的近中侧与斜嵴平行,另一边与近中边缘嵴平行。

(六)下颌磨牙

1.髓腔解剖特点

髓腔呈近、远、中大于颊舌径的长方体。牙冠向舌侧倾斜,髓室偏向颊侧。髓室在颈缘下 2 mm,髓室顶至底的距离为 2 mm,一般有近中、远中 2 根,下颌第 1 磨牙有时有 3 根,近中根分为颊舌两根管,远中根可为一粗大的根管,也可分为颊舌两根管。下颌第 2 磨牙有时近远中两根在颊侧融合,根管也在颊侧融合,根管横断面呈"C"形。

2.开髓方法

开髓方法为在𬌗面近远中径的中 1/3 偏颊侧钻入。开髓洞形为近远中边稍长,远中边稍短,颊侧洞缘在颊尖的舌斜面上,舌侧洞缘在中央沟处.开髓洞形的位置应在颊舌向中线的颊侧,避免造成舌侧颈部侧穿和髓底台阶。

三、髓腔和根管口的解剖规律

(1)髓室底的水平相当于釉牙骨质界的水平,继发牙本质的形成不会改变这个规律,所以,釉牙骨质界可以作为寻找和确认髓室底的固定解剖标志。

(2)在釉牙骨质界水平的牙齿横截面上,髓腔形状与牙齿断面形状相同,并且位于断面的中央,就是说,髓室底的各个边界距离牙齿外表面是等距离的。

(3)继发性牙本质形成有固定的位置和模式,在髓腔的近远中颊舌 4 个侧壁,髓室顶和髓室底表面成球面状。

(4)颜色规律:①髓室底的颜色比髓腔壁的颜色深,即髓室底的颜色发黑,髓腔壁的颜色发白,黑白交界处就是髓室底的边界;②继发性牙本质比原发性牙本质颜色浅,即继发性牙本质是白色的,原发性牙本质是黑色的。

(5)沟裂标志:根管口之间有深色的沟裂相连,沟裂内有时会有牙髓组织。当根管口被重重地钙化物覆盖时,沿着沟裂的走向去除钙化物,在沟裂的尽头就能找到根管,这是相当快速而安全的技巧。

(6)根管口一定位于髓腔侧壁与髓室底交界处。

(7)根管口一定位于髓室底的拐角处。

(8)根管口分布对称性规律:除了上颌磨牙之外的多根牙,在髓室底画一条近远中方向的中央线,根管口即分布在颊舌两侧,并且呈对称性排列。就是说,颊舌根管口距离中央线的距离相等,如果只有一个根管口,则该根管口一定位于中线上或其附近不会偏离很大。根据这个规律可以快速地判断下磨牙是否存在远中舌根管。

四、寻找根管口的几种方法

(1)多根管牙常因增龄性变化或修复性牙本质的沉积,或髓石,或髓腔钙化,或根管形态变异等情况。而根管口不易查找时,可借助于牙齿的三维立体解剖形态,从各个方向、位置来理解和看牙髓腔的解剖形态,并采用多种角度投照法所拍摄的X线片来了解和指出牙根和根管的数目、形状、位置、方向和弯曲情况,牙根对牙冠的关系,牙根及根管解剖形态的各种可能的变异情况等。

(2)除去磨牙髓腔内牙颈部位的遮拦根管口的牙本质领圈,以便充分暴露髓室底的根管口。

(3)采用能溶解和除去髓腔内坏死组织的根管冲洗剂,以彻底清理髓室后,根管口就很可能被察觉出来。

(4)探测根管口时,应注意选择髓室底较暗处的、覆盖在牙骨质上方的牙本质和修复性牙本质上做彻底地探查,并且还应注意按照根管的方向进行探查。

(5)髓室底有几条发育沟,都与根管的开口方向有关,即沿髓室底的发育沟移行到根管口。所以应用非常锐利的根管探针沿着发育沟搔刮,可打开较紧的根管口。

(6)当已经指出一个根管时,可估计其余根管的可能位置,必要时可用小球钻在其根管可能或预期所在的发育沟部位除去少量牙本质,然后使用锐利探针试图刺穿钙化区,以找出根管口,除去牙颈部的牙本质领圈以暴露根管口的位置。注意钻磨发育沟时不要过分地加深或磨平发育沟,以免失去这些自然标志而向侧方磨削或穿刺根分叉区。

(7)在髓室底涂碘酊,然后用稍干的酒精棉球擦过髓底以去碘,着色较深的地方常为根管口或发育沟。

(8)透照法:使用光导纤维诊断仪的光源透照颊舌侧牙冠部之硬组织,光线通过牙釉质和牙本质进入髓腔,可以看到根管口是个黑点;而将光源从软组织靠近牙根突出处进行透照,光线通过软组织、牙骨质和牙本质进入髓腔,则显示根管口比附近的髓底部要亮些。

五、看牙要用橡皮障

对于大多数患者来说,橡皮障是个非常陌生的概念。其实在欧美很多发达国家橡皮障已经被广泛使用,甚至在一些口腔治疗过程中,不使用橡皮障是违反医疗相关法规的。在国内,橡皮障也正逐步被一些高档诊所及口腔医院的特诊科采纳，使得口腔治疗更专业、更无菌、更安全、更舒适。

什么是橡皮障呢？简单地说，橡皮障是在口腔科治疗中用来隔离需要治疗的牙齿的软性橡皮片。当然，橡皮障系统还需要有不同类型的夹子及面弓来固定。橡皮障的优点在于它提供了一个干燥清洁的工作区域，即强力隔湿，同时防止口腔内细菌向牙髓扩散，避免伤害口腔内舌、黏膜等软组织。橡皮障还能减少血液、唾液的飞溅，做好艾滋病、肝炎等相关传染病的普遍防护，减少交叉感染。对于患者来说，橡皮障可以提供安全、舒适的保障，这样在治疗过程中就不必注意要持续张口或者担心自己的舌头，也不必担心会有碎片或者小的口腔器械掉到食管或者气管里，营造一个更轻松的术野。

从专业角度来讲，橡皮障技术的必要性更毋庸置疑。例如，目前齿科最常见的根管治疗应该像外科手术一样在无菌环境下，如果不采用橡皮障，就不能保证治疗区域处于无菌环境，这样根管感染及再感染的可能性将会大大提高。因此，我们常说有效控制感染是根管治疗成功的关键，而使用橡皮障是最重要的手段之一，它可以有效地避免手术过程中口腔环境对根管系统的再污染。此外，橡皮障技术可以更好地配合大量的根管冲洗，避免冲洗液对口腔黏膜的刺激，节约消毒隔离时间，减少诊间疼痛和提高疗效。正是由于橡皮障在根管治疗中如此的重要，因此在美国，口腔根管治疗中不采用橡皮障是非法的。其实，橡皮障最早使用应该是在口腔科的粘连修复中。国外目前流行的观点：如果没有橡皮障，最好就不要进行粘连修复。因为在粘连修复中，无论酸蚀前后都需要空气干燥、强力隔湿，这样才能避免水蒸气、唾液等污染。橡皮障的应用明显提高粘连的强度，减少微渗。尽管放置橡皮障不是治疗，但它却是提高治疗效果的有效手段。当然在国内，作为一个较新的技术，口腔科医师还需要投入一定时间来熟悉新的材料和学习新的操作要求，这样才能达到掌握必要技术来有效率地应用产品。但是，毫无疑问，一旦条件成熟，大多数患者都将享受到橡皮障技术带来的安全舒适。

六、开髓治疗

当牙病发展到牙髓炎时，治疗起来很复杂。首先要备洞开髓引流，牙髓坏死的一次即可清除冠髓和根髓；而牙髓有活力的，开髓引流后，还需牙髓失活，即人们常说的"杀神经"，然后才能清除患病牙髓。经过局部清洗，暂封消炎药等步骤，牙髓炎症清除后，才能最后充填。

患者常常抱怨，治一颗牙，却需多次去医院。有些人误认为牙痛是龋洞引起的，把洞一次补上，牙就不疼了。单纯的龋病一次就可以治疗完毕，但牙髓炎就不同了,如果仅单纯将牙充填只会使牙髓炎症渗出增多,髓腔压力增高,疼痛加重,所以牙髓炎必须经过治疗后才能充填。无论是采用干髓术还是塑化术或根管治疗,都要经过牙髓失活或局麻下拔髓,局部消炎、充填等步骤。牙髓失活和消炎封药要经过一定的时间,一次不能完成,所以,发现了龋病一定要尽早治疗,一旦发展到牙髓炎,到医院就诊的次数就多了,一次治不完。

为了减轻髓腔的压力,消除或减少牙髓组织所受到的刺激,缓解剧烈疼痛,医师常常在龋洞的底部或患牙的咬合面上,用牙钻钻开一个孔通到牙髓腔内,使髓腔内的渗出物或脓液排出,冲洗髓腔后,龋洞内放入樟脑酚棉球,起到安抚镇痛的作用。

人们经常对开髓有恐惧心理,认为开髓十分疼痛,因而牙痛也不肯去医院。开髓时的疼痛程度取决于牙髓的状态。当牙髓已经坏死时,牙神经失去了活力,开髓时患者根本就没有疼痛感;当牙髓部分坏死或化脓时,在钻针穿通髓腔的瞬间,患者有疼痛感,但一般都能耐受;当牙髓活力正常而敏感时,患者会感到锐痛难忍,这种情况医师会使用局部麻醉剂,达到抑制痛觉的作用,即使出现疼痛,也很轻微且持续时间短。

开髓时,患者应尽力与医师配合。首先应张大口,按医师要求摆好头部姿势,让医师在最佳视野、体位下操作。其次,开髓时医师一般使用高速涡轮钻磨牙,钻针锋利,转速达每分钟 25 万～50 万转,切割力很强,患者在医师操作时,切忌随便乱动,以免损伤软组织。若想吐口水或有其他不适,可举手或出声示意,待医师把机头从口中取出后再吐口水或说话。如果在磨牙时,患者突然移动头部或推医师手臂是十分危险的。

七、常用治疗方法

(一)牙髓失活术

牙髓失活术即"杀神经"是用化学药物使发炎的牙髓组织(牙神经)失去活力,发生化学性坏死,多用于急、慢性牙髓炎牙齿的治疗。失活药物分为快失活剂和慢失活剂两种,临床上采用亚砷酸、金属砷和多聚甲醛等药物。亚砷酸为快失活剂,封药时间为 24～48 小时;金属砷为慢失活剂,封药时间为 5～7 天;多聚甲醛作用更加缓慢温和,一般封药需 2 周左右。

封失活剂时穿髓孔应足够大,药物应准确放在穿髓孔处,否则起不到失活效果,邻面洞的失活剂必须用暂封物将洞口严密封闭,以防失活剂损伤牙周组织。封药期间应避免用患牙咀嚼,以防对髓腔产生过大的压力引起疼痛,由于失活剂具有毒性,因此应根据医师嘱咐的时间按时复诊,时间过短,失活不全,给复诊时治疗造成困难,时间过长,药物可能通过根尖孔损伤根尖周组织。封药后可能有暂时的疼痛,但可自行消失,如果疼痛不止且逐渐加重,应及时复诊除去失活剂,敞开窝洞,待症状有所缓解后再行失活。

(1)拔髓通常使用拔髓针。拔髓针有1个"0"、2个"0"和3个"0"之分,根管粗大时选择1个"0"的拔髓针,根管细小时选择3个"0"的拔髓针。根据我们临床经验,选择拔髓针时应细一号,也就是说,如根管直径应该使用2个"0"的拔髓针,实际上应使用3个"0"的拔髓针。这样使用,可防止拔髓针折断在根管内。特别是弯根管更要注意,以防断针。

(2)活髓牙应在局麻下或采用牙髓失活法去髓。为避免拔髓不净,原则上应术前拍片,了解根管的结构,尽量使用新的拔髓针。基本的拔髓操作步骤如下:拔髓针插入根管深约2/3处,轻轻旋转使根髓绕在拔髓针上,然后抽出。牙髓颜色和结构,因病变程度而不同,正常牙髓拔出呈条索状,有韧性,色粉红;牙髓坏色者则呈苍白色,或呈瘀血的红褐色,如为厌氧性细菌感染则有恶臭。

(3)对于慢性炎症的牙髓,组织较糟脆,很难完整拔出,未拔净的牙髓可用拔髓针或10号K形挫插入根管内,轻轻振动,然后用3%过氧化氢和生理盐水反复交替冲洗,使炎症物质与新生态氧形成的泡沫一起冲出根管。

(4)正常情况下,对于外伤露髓或意外穿髓的前牙可以将拔髓针插到牙根2/3以下,尽量接近根尖孔,旋转180°将牙髓拔出;对于根管特别粗大的前牙,还可以考虑双针术拔髓。

双针术:先用75%的乙醇消毒洞口及根管口,参照牙根实际长度,先用光滑髓针,沿远中根管侧壁,慢慢插入根尖1/3部,稍加晃动,使牙髓与根管壁稍有分离,给倒钩髓针造一通路。同法在近中制造通路,然后用两根倒钩髓针在近远中沿通路插至根尖1/3部,中途如有阻力,不可勉强深入,两针柄交叉同时旋转180°,钩住根髓拔除。操作时避免粗暴动作,以免根髓断于根管内,不易取出。双针术在临床实践中能够较好地固定牙髓组织,完整拔除牙髓组织的成功率更高,避免将牙髓组织撕碎造成拔髓不全,不失为值得推广的一种好方法。

(5)后牙根管仅使用拔髓针很难完全拔净牙髓,尤其是后牙处在牙髓炎晚期,牙髓组织朽坏,拔髓后往往容易残留根尖部牙髓组织,这会引起术后疼痛,影响疗效。具体处理方法:用小号挫(15到20号的,建议不要超过25号的),稍加力,反复提拉(注意是提拉)。这样反复几次,如果根管不是很弯(<30°),一般都能到达根尖,再用2个"0"或3个"0"的拔髓针,插到无法深入处,轻轻旋转,再拉出来,通常能看到拔髓针尖端有很小很小的牙髓组织。

（6）如根管内有残髓，可将干髓液（对苯二酚的乙醇饱和液）棉捻在根管内封5～7天（根内失活法），再行下一步处置。

（7）EDTA作用广泛，是近年来比较推崇的一种口内用药。拔髓前在根管内滴加少许EDTA，可起到润滑作用，使牙髓更容易从根管中完整拔出。这是一种特别有效的方法，应贯穿在所有复杂的拔髓操作中。润滑作用仅仅是EDTA的作用之一，EDTA有许多其他的作用：①与钙螯合使根管内壁的硬组织脱钙软化，有溶解牙本质的作用。既可节省机械预备的时间，又可协助扩大狭窄和阻塞的根管，具有清洁作用，最佳效能时间15分钟。②具有明显的抗微生物性能。③对软组织中度刺激，无毒，也可用作根管冲洗。④对器械无腐蚀。⑤使牙本质小管管口开放，增加药物对牙本质的渗透。

如果临床复诊中不可避免地出现因残髓而致的根管探痛，应在髓腔内注射碧兰麻，然后将残髓彻底拔除干净。

最后补充一点，拔完牙髓后很难将拔髓针清洗干净，有一种很快的方法也很简单，也许大家都会，具体操作：右手拿一根牙刷左手拿拔髓针，用牙刷从针尖向柄刷，同时用水冲，最多两下就可以洗干净。如果不行，左手就拿针顺时针旋转两下，不会对拔髓针有损坏。

（8）砷剂外漏导致牙龈大面积烧伤的处理方法：在局麻下切除烧伤的组织直至出现新鲜血再用碘仿加牙周塞止血，一般临床普遍此法，使用碘仿纱条时应注意要多次换药，这样效果才会更好。

防止封砷剂外漏的方法：止血；尽可能地去净腐质；一定要注意隔湿，吹干；丁氧膏不要太硬；棉球不要太大。注意尽可能不用砷剂，用砷剂封药后应嘱患者，如出现牙龈瘙痒应尽快复诊以免出现不良的后果。医师应电话随访，以随时了解情况。

（二）盖髓术

盖髓术是保存活髓的方法，即在接近牙髓的牙本质表面或已经露髓的牙髓创面上，覆盖具有使牙髓病变恢复效应的制剂，隔离外界刺激，促使牙髓形成牙本质桥，以保护牙髓，消除病变。盖髓术又分为直接盖髓术和间接盖髓术。常用的盖髓剂有氢氧化钙制剂，氧化锌丁香油糊剂等。

做盖髓术时，注意要把盖髓剂放在即将暴露或已暴露的牙髓的部位，然后用氧化锌丁香油糊剂暂时充填牙洞。作间接盖髓术需要观察2周，如果2周后牙髓无异常，可将氧化锌去除部分后行永久充填；若出现牙髓症状，有加重的激发痛或出现自发痛，应进行牙髓治疗。作直接盖髓术时，术后应每半年复查1次，至少观察 2 年,复诊要了解有无疼痛、牙髓活动情况、叩诊是否疼痛、X 线片表现,若无异常就可以认为治疗成功。

当年轻人的恒牙不慎受到外伤致使牙髓暴露,以及单纯龋洞治疗时意外穿髓(穿髓直径不超过0.5 mm)可将盖髓剂盖在牙髓暴露处再充填,这是直接盖髓术。当外伤深龋去净腐质后接近牙髓时,可将盖髓剂放至近髓处,用氧化锌丁香油黏固剂暂封,观察 1~2 周若无症状再做永久性充填,这是间接盖髓术。

无明显自发痛,龋洞很深,去净腐质又未见明显穿髓点时,可采取间接盖髓术作为诊断性治疗,若充填后出现疼痛,则可诊断为慢性牙髓炎,进行牙髓治疗。盖髓术成功的病例,表现为无疼痛不适,已恢复咀嚼功能,牙髓活力正常,X 线片示有钙化牙本质桥形成,根尖未完成的牙齿,根尖继续钙化。但应注意的是,老年人的患牙若出现了意外穿髓,不宜行直接盖髓术,可酌情选择塑化治疗或根管治疗。

直接盖髓术的操作步骤有以下几点。

(1)局部麻醉:用橡皮障将治疗牙齿与其他牙齿分隔,用麻醉剂或灭菌生理盐水冲洗暴露的牙髓。

(2)如有出血,用灭菌小棉球压迫,直至出血停止。

(3)用氢氧化钙覆盖暴露的牙髓,可用已经配制好的氢氧化钙,也可用当时调配的氢氧化钙(纯氢氧化钙与灭菌水、盐水或麻醉剂混合)。

(4)轻轻地冲洗。

(5)用树脂改良型玻璃离子保护氢氧化钙,进一步加强封闭作用。

(6)用牙釉质/牙本质黏结系统充填备好的窝洞。

(7)定期检查患者的牙髓活力,并拍摄 X 线片。

(三)活髓切断术

活髓切断术是指在局麻下将牙冠部位的牙髓切断并去除,用盖髓剂覆盖于牙髓断面,保留正常牙髓组织的方法。切除冠髓后,断髓创面覆盖盖髓剂,形成修复性牙本质,可隔绝外界刺激,根髓得以保存正常的功能。根尖尚未发育完成的牙齿,术后仍继续钙化完成根尖发育。较之全部牙髓去除疗法疗效更为理想,也比直接盖髓术更易成功,但疗效并不持久,一般都在根尖孔形成后,再作根管治疗。

根据盖髓剂的不同,可分为氢氧化钙牙髓切断术和甲醛甲酚牙髓切断术。年轻恒牙的活髓切断术与乳牙活髓切断术有所不同,年轻恒牙是禁止用甲醛甲酚类药物的,术后要定期复查,术后 3 个月、半年、1 年、2 年复查 X 线片。观察牙根继续发育情况,成功标准为无自觉症状,牙髓活力正常,X线片有牙本质桥形成,根尖继续钙化,无根管内壁吸收或根尖周病变。

活髓切断术适用于感染局限于冠部牙髓、根部无感染的乳牙和年轻恒牙。深龋去腐质时意外露髓,年轻恒牙可疑为慢性牙髓炎,但无临床症状,年轻恒牙外伤露髓,但牙髓健康;畸形中央尖等适合做活髓切断术。病变发生越早,活髓切断术成功率越高。儿童的身体健康状况也影响治疗效果,所以医师选择病例时,不仅要注意患牙情况,还要观察全身状况。

1.牙髓切断术的操作步骤

牙髓切断术是指切除炎症牙髓组织,以盖髓剂覆盖于牙髓断面,保留正常牙髓组织的方法。其操作步骤为无菌操作、除去龋坏组织、揭髓室顶、髓腔入口的部位、切除冠髓、放盖髓剂、永久充填。在这里重点讲髓腔入口的部位。为了避免破坏过多的牙体组织,应注意各类牙齿进入髓腔的部位:①切牙和尖牙龋多发生于邻面,但要揭开髓顶,应先在舌面备洞。用小球钻或裂钻从舌面中央钻入,方向与舌面垂直,钻过釉质后,可以感到阻力突然减小,此时即改变牙钻方向,使之与牙长轴方向一致,以进入髓腔。用球钻在洞内提拉,扩大和修复洞口,以充分暴露近、远中髓角,使髓室顶全部揭去。②上颌前磨牙的牙冠近、远中径在颈部缩窄,备洞时可由颌面中央钻入,进入牙本质深层后,向颊、舌尖方向扩展,即可暴露颊舌髓角,揭出髓室顶。注意备洞时近远中径不能扩展过宽,以免造成髓腔侧穿。③下颌前磨牙的牙冠向舌侧倾斜,髓室不在颌面正中央下方,而是偏向颊尖处。颊尖大,颊髓线角粗而明显,钻针进入的位置应偏向颊尖。④上颌磨牙近中颊、舌牙尖较大,其下方的髓角也较为突出。牙冠的近远中径在牙颈部缩窄,牙钻在颌面备洞应形成一个颊舌径长,颊侧近、远中径短的类似三角形。揭髓室顶应从近中舌尖处髓角进入,然后扩向颊侧近远中髓角,注意颊侧两根管口位置较为接近。⑤下颌磨牙牙冠向舌侧倾斜,髓室偏向颊侧,颊髓角突出明显,备洞应在合面偏向颊侧近颊尖尖顶处,窝洞的舌侧壁略超过中央窝。揭髓室顶也应先进入近中颊侧髓角,以免造成髓腔。

2.活髓切断术的应用指征和疗效

临床上根髓的状况可根据断髓面的情况来判断。如出现断面出血情况,出血是否可以在短时间内止住。另外从龋齿的深度、患儿有没有自发症状等情况辅助判断。疗效方面成功率比较高,对乳牙来说,因为要替换,所以效果还可以;但是恒牙治疗远期会引起根管钙化,增加日后根管治疗的难度。所以,如果根尖发育已经完成的患牙,建议还是做根管治疗。如果根尖发育未完成,可以先做活切,待根尖发育完成后改做根管治疗,这样可以减轻钙化程度。

乳牙牙髓感染,长处于持续状态,易成为慢性牙髓炎。本来牙髓病的临床与病理诊断符合率差别较大,又因乳牙牙髓神经分布稀疏,神经纤维少,反应不如恒牙敏感,加上患儿主诉不清,使得临床上很难提出较可靠的牙髓病诊断。因此在处理乳牙牙髓病时,不宜采取过于保守的态度。临床明确诊断为深龋的乳牙,其冠髓组织病理学表现和牙髓血常规结果表示,分别有82.4%和78.4%的冠髓已有慢性炎症表现,因此也提出采用冠髓切断术治疗乳牙近髓深龋,较有实效。

3.常用活髓切断术的盖髓剂

常用的盖髓剂为FC、戊二醛和氢氧化钙。①FC断髓术:FC法用于乳牙有较高的成功率,虽然与氢氧化钙断髓法的临床效果基本相似,但在X线片上相比时,发现FC断髓法的成功率超过氢氧化钙断髓法。采用氢氧化钙的乳牙牙根吸收是失败的主要原因,而FC法可使牙根接近正常吸收而脱落。②戊二醛断髓术:近年来发表了一些甲醛甲酚有危害性的报道,认为FC对牙髓组织有刺激性,从生物学的观点看不太适宜。且有报道称成功率只有40%,内吸收的发生与氢氧化钙无明显差异。因此提出用戊二醛做活髓切断的盖髓药物,认为它的细胞毒性小,能固定组织不向根尖扩散,且抗原性弱,成功率近90%。③氢氧化钙断髓术:以往认为有根内吸收的现象,但近年来用氢氧化钙或氢氧化钙碘仿做活髓切断术的动物试验和临床观察,都取得了较好的结果,也是应用最广泛的药物。

(四)干髓术

用药物使牙髓失活后,磨掉髓腔上方的牙体组织,除去感染的冠髓,在无感染的根髓表面覆盖干髓剂,使牙髓无菌干化成为无害物质,作为天然的根充材料隔离外界的刺激,根尖孔得以闭锁,根尖周组织得以维持正常的功能,患牙得以保留。这种治疗牙髓炎的方法叫干髓术。常用的干髓剂多为含甲醛的制剂,如三聚甲醛,多聚甲醛等。

做干髓术时要注意将干髓剂放在根管口处,切勿放在髓室底处,尤其是乳磨牙,以免药物刺激根分叉的牙周组织。一般干髓术后观察2年,患牙无症状或相关阳性体征,X线片未见根尖病变者方可认为成功。

干髓术的远期疗较差,但是操作简便、经济,在我国尤其是在基层仍被广泛应用。干髓术适用于炎症局限于冠髓的牙齿,但临床上不易判断牙髓的病变程度,所以容易失败。成人后牙的早期牙髓炎或意外穿髓的患牙;牙根已形成,尚未发生牙根吸收的乳磨牙牙髓炎患牙;有些牙做根管治疗或塑化治疗时不易操作,如上颌第 3 磨牙;或老年人张口受限时,可考虑做干髓术。

由于各种原因引起的后牙冠髓未全部坏死的各种牙髓病可行干髓术。干髓术操作简便,便于开展,尤其是在医疗条件落后地区。随着我国口腔事业的发展,干髓术能否作为一种牙髓治疗方法而继续应用存在很大的争议。干髓术后随着时间延长疗效呈下降趋势,因此我们对干髓剂严格要求,操作严格。

(1)严格控制适应证,干髓术后易变色,仅适用于后牙且不伴尖周炎,故对严重的牙周炎、根髓已有病变的患牙、年轻恒牙根尖未发育完成者禁用。

(2)配制有效的干髓剂,尽可能保证治疗效果,不随意扩大治疗范围。

(3)严格操作规程,对失活剂用量、时间及干髓剂的用量、放置位置均严格要求。

(4)术后适当降𬌗,严重缺损的可行冠保护。

(五)牙髓息肉

慢性牙髓炎的患牙,穿髓孔大,血运丰富,使炎症呈息肉样增生并自髓腔突出者,称为牙髓息肉。牙髓息肉呈红色肉芽状,触之无痛但易出血,是慢性牙髓炎的一种表现,可将息肉切除后按治疗牙髓炎的方法保留患牙。

当查及患牙深洞有息肉时,还要与牙龈息肉和牙周膜息肉相鉴别。牙龈息肉多是牙龈乳头向龋洞增生所致。牙周膜息肉发生于多根牙的龋损发展过程中,不但髓腔被穿通,而且髓室底也遭到破坏,外界刺激使根分叉处的牙周膜反应性增生,息肉状肉芽组织穿过髓室底穿孔处进入髓腔,外观极像息肉。在临床上进行鉴别时,可用探针探察息肉的蒂部以判断息肉的来源。当怀疑是息肉时,可自蒂部将其切除,见出血部位在患牙邻面龋洞龈壁外侧的龈乳头位置即可证实判断;当怀疑是牙周膜息肉时,应仔细探察髓室底的完整性,摄 X 线片可辅助诊断,一旦诊断是牙周膜息肉,应拔除患牙。

八、"C"形根管系统的形态、诊断和治疗

(一)"C"形根管系统的形态与分类

"C"形根管系统可出现于人类上、下颌磨牙中,但以下颌第 2 磨牙多见,双侧下颌可能同时出现"C"形根管系统。下颌第 2 磨牙"C"形根管系统的发生率在不同人种之间差异较大,在混合人群中为 8%,而在中国人中则高达 31.5%。

"C"形牙根一般表现为在锥形或方形融合牙根的颊侧或舌侧有一深度不一的冠根向纵沟,该纵沟的存在使牙根的横断面呈"C"形。一般认为,Hertwig 上皮根鞘未能在牙根舌侧融合可导致牙根舌侧冠根向纵沟的出现。从人类进化的角度讲,下颌骨的退化使牙列位置空间不足,下颌第 2 磨牙的近远中根趋于融合

而形成"C"形牙根。"C"形牙根中的根管系统为"C"形根管系统。"C"形根管最主要的解剖学特征是存在一个连接近远中根管的峡区,该峡区很不规则,可能连续也可能断开。峡区的存在使整个根管口的形态呈现180°弧形带状外观。

研究人员基于对"C"形牙根横断面的研究,发现"C"形根管系统从根管口到根尖的形态可发生明显变化,同时提出了一种分类模式,将所有"C"形根管分为3型:C1型表现为连续的"C"形,近舌和远中根管口通常为圆形,而近颊根管口呈连续的条带状连接在它们之间,呈现180°弧形带状外观或"C"形外观;C2型表现为分号样,近颊根管与近舌根管相连而呈扁长形,同时牙本质将近颊与远中根管分离,远中根管为独立圆形;C3型表现为2个或3个独立的根管。范兵等对具有融合根的下颌第2磨牙根管系统进行研究,结果显示"C"形根管从根管口到根尖的数目和形态可发生明显变化。

(二)"C"形根管系统的诊断

成功治疗"C"形根管系统的前提是正确诊断"C"形根管系统,即判断"C"形根管系统是否存在及其大致解剖形态。仅仅从临床牙冠的形态很难判断是否存在"C"形根管系统,常规开、拔髓之后可以探清根管口的形态。敞开根管口后,用小号锉进行仔细探查可更准确地了解"C"形根管口的特点。手术显微镜下,增强的光源和放大的视野使"C"形根管口的形态更清晰,诊断更容易、准确。

有研究者认为通过术前X线片很难诊断"C"形根管,所报道的3例"C"形根管的X线片均表现为近远中独立的牙根。第1例"C"形根管是在根管治疗失败后进行意向再植时诊断的,第2和第3例则是因为根管预备过程中持续的出血和疼痛类似第1例而诊断。最近的研究表明可以通过下颌第2磨牙术前X线的表现,诊断"C"形根管的存在和了解整个根管系统的大致形态。具有"C"形根管系统的牙根多为从冠方向根,具有连续锥度的锥形或方形融合根。少数情况下由于连接近远中两根的牙本质峡区过于狭窄,"C"形根管的X线影像表现为近远中分离的2个独立牙根。将锉置于近颊根管内所摄的X线片似有根分叉区的穿孔,这种X线特征在C1型"C"形根管中多见。

(三)"C"形根管系统的治疗

"C"形根管系统的近舌及远中根管可以进行常规根管预备,峡区的预备则不可超过25号,否则会发生带状穿孔。GG钻也不能用来预备近颊根管及峡区。由于峡区存在大量坏死组织和牙本质碎屑,单纯机械预备很难清理干净,使用小号锉及大量5.25%的次氯酸钠结合超声冲洗是彻底清理峡区的关键。在手术显微镜的直视下,医师可以看清根管壁及峡区内残留的软组织和异物,检查根管清理的效果。

"C"形根管系统中,近舌及远中根管可以进行常规充填。放置牙胶前应在根管壁上涂布一层封闭剂,超声根管锉输送技术比手工输送技术使封闭剂在根管壁上的分布更均匀。为避免穿孔的发生,"C"形根管的峡区在预备时不可能足够敞开,侧方加压针也不易进入到峡区很深的位置,采用侧方加压充填技术往往很难致密充填根管的峡区,用热牙胶进行充填更合适。热牙胶垂直加压充填可以使大量的牙胶进入根管系统,对峡区和不规则区的充填比侧方加压和机械挤压效果好。研究者采用热侧方加压法充填"C"形根管取得了较好的效果。手术显微镜下,医师可以清楚地观察到加压充填过程中牙胶与根管壁之间的密合度,有利于提高根管充填的质量。因此,要有效治疗"C"形根管系统需采用热牙胶和超声封闭剂输送技术。

"C"形根管系统治疗后进行充填修复时,可以将根管口下方的牙胶去除 2～4 mm,将银汞充入髓室和根管形成银汞桩核;也可以在充填银汞前在根管壁上涂布黏结剂以增加固位力和减少冠面微渗漏的发生。如果要预备桩腔,最好在根管充填完成后行即刻桩腔预备,以减少根管微渗漏的发生。桩腔预备后,根管壁的厚度应不小于 1 mm 以防根折,根尖区保留 4～5 mm 的牙胶。桩钉应置入呈管状的远中根管,因为桩钉与根管壁之间的适应性,以及应力的分布更合理,而在近舌或近颊根管中置入桩钉可能导致根管壁穿孔。所选用桩钉的宽度应尽可能小,以最大限度保存牙本质和增加牙根的强度。

(四)"C"形根管系统的治疗预后

严格按照生物机械原则进行根管预备、充填和修复,"C"形根管的治疗预后与一般磨牙没有差别。随访时除观察患牙的临床症状和进行局部检查外,应摄X 线片观察根分叉区有无病变发生,因为该区很难充填,而且常常有穿孔的危险。由于"C"形牙根根分叉区形态的特殊性,常规根管治疗失败后无法采用牙半切除术或截根术等外科方法进行治疗。可以视具体情况选择根管再治疗或意向再植术。

九、牙髓-牙周联合病变的治疗

(一)原发性牙髓病变继发牙周感染

由牙髓病变引起牙周病变的患牙,牙髓多已坏死或大部坏死,应尽早进行根管治疗。病程短者,单纯进行根管治疗,牙周病变即可完全愈合;若病程长久,牙周袋已存在当时,则应在根管治疗后观察 3 个月,必要时再行常规的牙周治疗。

(二)原发性牙周病变继发牙髓感染

原发性牙周病继发牙髓感染的患牙能否保留,主要取决于该牙周病变的程度和牙周治疗的预后。如果牙周袋能消除或变浅,病变能得到控制,则可做根管治疗,同时开始牙周病的一系列治疗;如果多根牙只有一个牙根有深牙周袋而引起牙髓炎,且患牙不太松动,则可在根管治疗和牙周炎控制后,将患根截除,保留患牙;如牙周病已十分严重则可直接拔除。

(三)牙髓病变和牙周病变并存

对于根尖周病变与牙周病变并存,X线片显示广泛病变的牙,在进行根管治疗与牙周基础治疗中,应观察半年以上,以待根尖病变修复;若半年后骨质仍未修复或牙周炎症不能控制,则再行进一步的牙周治疗,如翻瓣术等。总之,应尽量查清病源,以确定治疗的主次。在不能确定的情况下,死髓牙先做根管治疗,配合一般的牙周治疗,活髓牙则先做牙周治疗和调颌,若疗效不佳,再视情况行根管治疗。

在牙髓-牙周联合病变的病例中,普遍存在着继发性咬合创伤,纠正咬合创伤在治疗中是一个重要环节,不能期待一个有严重骨质破坏的牙,在功能负担很重的情况下发生骨再生和再附着。

牙髓-牙周联合病变的疗效基本令人满意,尤其是第一类具有相当高的治愈率,而第二类和第三类,其疗效则远不如前者。

十、急性牙髓炎开髓后仍然剧烈疼痛的原因

急性牙髓炎疼痛机制可分为外源性和内源性2个方面。急性牙髓炎时,由于血管通透性增加,血管内血浆蛋白和中性粒细胞渗出到组织中引起局部肿胀,从而机械压迫该处的神经纤维引起疼痛,这就是引起疼痛的外源性因素。另一方面渗出物中各种化学介质如5-羟色胺、组织胺、缓激肽和前列腺素在发炎牙髓中都能被检出,这些炎性介质是引起疼痛的内源性因素。据报道有牙髓炎症状时其牙髓内炎性介质浓度高于无症状患者牙髓内浓度。

急性牙髓炎时行开髓引流术能降低髓腔内压力而缓解疼痛,但不能完全去除炎性介质,加上开髓时物理刺激和开放髓腔后牙髓组织受污染,有些患者术后疼痛加重。本组研究急性牙髓炎开髓引流术疼痛缓解率为78.2%,术后疼痛加重率为21.8%。

急性牙髓炎时采用封髓失活法,甲醛甲酚具有止痛作用,并能使血管壁麻痹,血管扩张出血形成血栓引起血运障碍而使牙髓无菌性坏死。暂封剂中丁香油也有安抚止痛作用。154例急性牙髓炎行封髓失活疗法疼痛缓解率为92.2%,

疼痛加重率为7.8%,与开髓引流比较有显著差异($P < 0.01$)。剧烈疼痛患者一般服用镇静止痛药后疼痛缓解。剧痛一般在术后24小时内出现,持续2小时左右,其后疼痛逐渐消退。本组研究观察到急性牙髓炎时采用封髓疗法完成牙髓治疗总次数少于开髓引流术组($P < 0.01$)。急性牙髓炎最好的治疗方法是行根管治疗术,但由于受国情所限,对部分有干髓适应证患者行干髓治疗术。

十一、牙髓炎治疗过程中可能出现的并发症

治疗牙髓炎可采用干髓术、塑化术、根管治疗等方法,治疗过程中可能出现一些并发症。

(一)封入失活剂后疼痛

封入失活剂后一般情况下可出现疼痛,但疼痛较轻可以忍受,数小时即可消失。有些患牙因牙髓急性炎症未得缓解,暂封物填压穿髓孔处太紧而出现剧烈疼痛。此时应去除暂封药物,以生理盐水或蒸馏水充分冲洗窝洞,开放安抚后再重新封入失活剂或改用麻醉方法去除牙髓。

(二)失活剂引起牙周坏死

当失活剂放于邻面龋洞时,由于封闭不严、药物渗漏,造成龈乳头及深部组织坏死。

(三)失活剂引起药物性根尖周炎

药物性根尖周炎主要是由于失活剂封药时间过长造成的患牙有明显的咬合痛、伸长感、松动,应立即去除全部牙髓,用生理盐水冲洗,根管内封入碘制剂。因而使用失活剂时,应控制封药时间,交代患者按时复诊。

(四)髓腔穿孔

由于髓腔的形态有变异,术者对髓腔解剖形态不熟悉,或开髓的方向与深度掌握失误,根管扩大操作不当等原因造成的。探入穿孔时出血疼痛,新鲜穿孔可在用生理盐水冲洗、吸干后,用氢氧化钙糊剂或磷酸锌黏固粉充填。

(五)残髓炎

干髓术后数周或数年,又出现牙髓炎的症状,可诊断为残髓炎,这是根髓失活不全所致,是干髓术常见的并发症。塑化治疗的患牙也可出现残髓炎,是由于塑化不全,根尖部尚存残髓未被塑化或有遗漏根管未做处理。若出现残髓炎,则应重新治疗。

(六)塑化剂烧伤

牙髓塑化过程中,塑化液不慎滴到黏膜上,可烧伤黏膜,出现糜烂、溃疡,患者感觉局部灼痛。

(七)术后疼痛、肿胀

由于操作过程中器械穿出根尖孔或塑化液等药物刺激所致根尖周炎症反应。

(八)器械折断于根管内

在扩大根管时使用器械不当,器械原有损伤或质量不佳,或当医师进行操作时患者突然扭转头等原因,可导致器械折断于根管内。

(九)牙体折裂

经过牙髓治疗后的患牙,牙体硬组织失去了来自牙髓的营养和修复功能,牙体组织相对薄弱,开髓制洞时要磨去髓腔上方的牙齿组织,咀嚼硬物时易致牙折裂。所以在治疗时要注意调整咬合,并防止切割牙体组织过多,必要时进行全冠保护,并嘱患者不要咬过硬的食物。

十二、牙体牙髓病患者的心理护理

(一)治疗前的心理护理

首先为患者提供方便、快捷、舒适的就医环境,以"一切以患者为中心,将患者的利益放在首位"为服务宗旨,热情接待患者,以简洁的语言向患者介绍诊疗环境,手术医师和护士的姓名、资历,治疗过程,术中配合及注意事项,以高度的责任心和同情心与患者交谈,耐心解答患者所担心的问题,通过交谈了解病情及病因,根据患者的病情及要求,讲明治疗的必要性,不同材料的优缺点,治疗全过程所需费用及疗效。对经济条件差的患者,尽量提供经济实用的充填材料。其次美学修复可以改变牙齿的外观,在一定程度上可以改善牙齿的颜色和形态,但无法达到与自然牙一致。因此对美学修复方面要求较高的患者,应注意调整患者对手术的期望值,治疗前向患者讲明手术的相对性、局限性,慎重选择,避免出现治疗后医师满意而患者不满意的情况,提高患者对术后效果的承受力,必要时向他们展示治疗患者的前后照片,使其增强自信心。这样在治疗前使患者对治疗全过程及所需费用,有了充分的了解和心理准备,以最佳的心理状态接受治疗。

(二)治疗中的心理护理

临床发现 80％以上的患者均有不同程度的畏惧心理,主要是害怕疼痛。对精神过于紧张,年老体弱患者、儿童允许家属守护在旁,对于老年人应耐心细致解释治疗中可能出现的情况,由于不同的人疼痛阈值不同,不能横向比较。不能说伤害患者自尊心的话,在儿童治疗过程中多与儿童有身体接触,给以安全感,但不要帮助儿童下治疗椅,减少其依赖性,树立自信心,不必和儿童解释牙科治疗问题,与儿童讨论一些他们感兴趣的问题,对患者的配合给予鼓励。无家属者,护士守护在旁,减轻患者对"钻牙"的恐惧。医护人员操作要轻,尽量减少噪声,在钻牙、开髓术中,如患者感到疼痛难忍或有疑问,嘱其先举手示意,以免发生意外,同时应密切观察患者的脉搏、血压,轻声告知治疗进程,随时提醒放松的方法,使医、护、患配合默契,顺利地实施治疗。根据患者治疗进程,告知患者下次复诊时间,在根备或根充后可能会出现疼痛反应,多数是正常反应。如果疼痛严重、伴有局部肿胀和全身反应,应及时复诊,酌情进一步治疗。

(三)治疗后的心理护理

患者治疗结束后,征求患者意见,交代注意事项,稳定患者情绪。牙髓治疗后的牙齿抗折断能力降低,易劈裂,治疗后嘱患者避免使用患牙咀嚼硬物或遵医嘱及时行全冠或桩核修复。美学修复可以改变牙齿的外观,但不会改变牙齿抵抗疾病的能力,因此术后更要注重口腔保健的方法和效率。教给患者口腔保健知识,养成良好的口腔卫生习惯,有条件者应定期口腔检查、洁牙,防止龋病和牙周病的发生,以求从根本上解决问题。

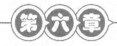

口腔颌面部损伤

第一节　上颌骨骨折

上颌骨骨折可单独发生,但多数为与相邻组织同时遭受损伤。

一、概述

(一)应用解剖

上颌骨附着于颅底,严重的上颌骨创伤常伴有颅脑损伤或颅底骨折。上颌骨为面中部的主要骨骼,并参与鼻、眶、腭等部的构成。上颌骨与颅底所构成的拱形结构对垂直方向的创伤力量有较强的抗力,但对通常引起上颌骨骨折的水平方向力量抗力较弱。

儿童的上颌窦小,尚未完全形成,生长发育过程中,上颌骨向其各方生长,上颌窦位置逐渐下降。故儿童期间,上颌骨中空的结构尚未形成,与成人比较,更接近于实体结构,对侧方的打击力量有较强的抗力,这是儿童较少发生上颌骨骨折的原因之一。

上颌骨上附着的肌肉虽多,但弱小无力,且多止于皮肤,对骨折片移位的作用不大,仅翼内、外肌较强,能牵引上颌骨向后向外。但上颌骨这种类型的移位,可能是最初的打击力量加于骨上所致,而不是由肌肉牵引的作用引起。曾有报道认为,腭帆张肌能牵引两侧咽鼓管彼此靠近,引起浆液性中耳炎。

上颌骨的血液主要来自上颌动脉,血运丰富,故创伤后的骨坏死少见,但出血较多。

由于泪沟的一部分为上颌骨,故可伴发鼻泪管系统的损伤。上颌骨骨折累及筛板、额窦、筛窦、蝶窦时,可发生脑脊液漏。

面中 1/3 骨折常为面部遭受钝性打击力量而致。骨折片移位的程度及方向主要受打击力量的程度、方向和受力点的影响。组织的抗力和受力区横断面的情况也起一定作用。上颌骨前壁是较薄弱的部位,如打击力量为前后方向,则上颌骨骨折的移位为向后向下,形成上颌后退及开𬌗,肌肉牵引在这种移位中的作用很小。力量作用点的高低直接影响骨折发生部位的高低。锐物的打击多引起单独的局部骨折。如力量由上方而来,主要承受处为鼻梁部位,由于上颌骨与颅底间的结合为由上向下及后方,约呈 45°,上颌骨将向下及后方移位,形成与颅底分离的骨折。由下方而来的力量,如经由下颌传导,可引起上颌骨的锥形骨折(LeFort Ⅱ 型骨折)及腭部骨折,同时有下颌骨正中部及髁突骨折。侧方的打击能引起很多种类型的骨折,可发生侧方移位及反𬌗畸形,而颧骨亦常受累。

(二)上颌骨骨折的类型

最常使用的上颌骨骨折分类是 LeFort 分类。1900 年,Rene LeFort 在尸体标本上进行试验,研究上颌骨骨折。从不同方向以重物击于头部。在部分颅骨的后方置一板支持头部,其他部位则悬空,无任何支持。LeFort 发现,受打击的区域与骨折的性质有密切关系。由于这些骨折可以在试验中重复制出,LeFort 在 1901 年发表了上颌骨折的骨折线,即现在常用的 LeFort 上颌骨骨折的分类(图 6-1,图 6-2)。

LeFort Ⅰ 型骨折的骨折线经过鼻底、上颌骨的下 1/3、腭及翼板,为低位水平骨折。

LeFort Ⅱ 型骨折即锥形骨折,骨折线通过额突的较薄处,向侧方延伸,经过泪骨、眶底、颧上颌缝、眶下孔、上颌骨侧壁、翼板,进入翼上颌凹。此型骨折最常见。

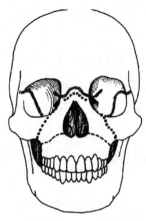

图 6-1　上颌骨 LeFort 骨折线正面观

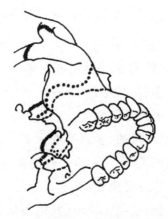

图 6-2　上颌骨 LeFort 骨折线侧面观

　　LeFortⅢ型骨折即颅面分离，或称高位水平骨折，骨折线通过鼻额缝，横越眶底，经颧额缝及颧弓，使面中 1/3 处与颅底完全分离。

　　上颌骨正中或正中旁垂直骨折的发生率大约占上颌骨骨折的 15%，它多与 LeFortⅡ 或Ⅲ型骨折同时发生，并向后通过腭骨。

（三）检查及诊断

　　经过急救处理后，应着手颌面部的检查。注意有无鼻出血、瘀斑、肿胀、明显的移位或面骨的偏斜，患者的正常形象改变。上颌骨的向后移位产生面中部扁平外形或面中部后缩，称为"盘状面"。如有向下移位（常见），则面中部变长，磨牙有早接触而前牙开𬌗。Ⅱ及Ⅲ型骨折时，眶周有肿胀及瘀斑，也可有明显的结膜下出血。由于打击力常为钝性，故广泛的面部撕裂伤较少发生。

　　必须触诊面部，以检查有无活动性、骨擦音、阶梯状骨畸形及软组织感觉异常。助手固定头部，以拇指及其他手指紧握牙弓以摇动上颌骨，可试出上颌骨是否活动。但如果打击力量为向后向上，上颌可向上后"嵌入"，此时上颌骨无活动性。

　　由于上颌骨骨折常累及鼻骨及其支持组织，故应由外及内仔细检查鼻的损伤情况。在Ⅱ型骨折中，鼻骨常有活动性并易被移位。鼻黏膜有无损伤亦应查明。注意有无鼻中隔的偏移或撕裂伤。

　　检查口内有无黏膜撕裂、黏膜下瘀斑、牙齿情况和上牙槽骨及腭的完整性，腭骨如果断裂并分离，则牙槽部亦有撕裂及分离；有无磨牙的早接触及前牙开𬌗，如果上颌骨有侧方移位，则有反𬌗或腭部骨折。

　　注意有无脑脊液鼻漏或耳漏。

初步检查结束并建立诊断后,应拍摄 X 线片进一步加以证实。

二、低位上颌骨骨折

上颌骨骨折因致伤力量的大小、方向和承受部位的不同,加上面中部的结构复杂,故骨折的类型也多种多样,典型的 LeFort 骨折线少见。以下将分别以上颌骨下部骨折及中、上部骨折为题叙述。

上颌骨下部骨折可以是横行的、垂直的或为某一段的,可以是单发的,也可与其他部位的面骨骨折同时发生。此部骨折的类型大致如下:①水平骨折;②LeFort Ⅰ 型;③LeFort Ⅰ 型的变异型;④垂直骨折;⑤腭部骨折;⑥段性骨折;⑦牙槽骨骨折;⑧综合性骨折;⑨与 LeFort 其他类型相伴;⑩复杂的、全面骨的或粉碎性的骨折。

(一)LeFort Ⅰ 型骨折

在 LeFort 的研究中,以此型的骨折线最为恒定,只有翼板处的折断水平有时变异。双侧的 Ⅰ 型骨折多为从正前方而来的致伤力加于上唇部相当前鼻棘或其稍下处引起。骨折线开始于梨状孔的下缘,在致密的鼻棘骨的上方,向后水平进行,经尖牙凹,在第一磨牙处为此骨折线的最低部位,在颧突之下,然后再稍向上越过上颌结节,到达翼板上 2/3 与下 1/3 交界处,即翼上颌裂的基底处(图 6-3)。上颌窦的内侧壁亦在相应水平折断,再向后通过翼内板(图 6-4)。多数情况下,鼻中隔软骨脱位,犁骨或与软骨分离,或沿鼻底折断。有时由于致伤力、骨重力及翼肌的牵引,骨折片有一定程度的向后向下移位。

详细询问病史,细心检查,结合 X 线片观察,本型骨折的诊断不难。

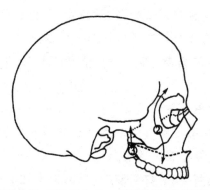

虚线示 LeFort Ⅰ 型骨折;实线示 LeFort Ⅱ 型骨折;点线示LeFort Ⅲ 型骨折;

②及③示上颌骨侧方拱托处(即加固处)

图 6-3　上颌骨骨折侧面观

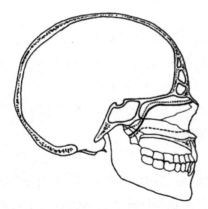

虚线示 LeFortⅠ型骨折；实线示 LeFortⅡ型骨折；点线示 LeFortⅢ型骨折

图 6-4 上颌骨骨折线通过鼻中隔及翼内板的部位

致伤力的大小、性质、速度、作用时间、方向及角度、受力部位等可为诊断提供重要线索。

可能出现的症状：从鼻或口腔的出血、牙齿咬合异常、咀嚼时疼痛、吞咽时上颌有活动、牙关紧闭、鼻塞、吞咽困难、上呼吸道阻塞症状。

可查出的体征：上唇撕裂伤、上前牙松动或折断、上颌下部不对称、错𬌗、上颌下部活动、龈颊沟瘀斑及压痛、可触知的骨折线、鼻中隔撕脱或脱位、面部轻度变长、口咽部水肿及血肿等。

如患者情况许可，治疗最好在伤后数小时内进行，否则，做暂时颌间固定，4～5 天，待水肿消退再治疗。

颌间固定（复位及建立伤前咬合关系）是常用方法。如骨折片嵌入，可以颌间弹力牵引复位后再固定。颌间固定后，应再加头颏辅助固定；如上颌骨向侧方偏斜，颌间牵引复位有困难，应尽早采用开放复位和坚强内固定。

（二）腭正中或正中旁骨折

骨折线通常位于正中旁，距中线 1 cm 的范围之内。因犁骨使正中部位加强，外侧则有牙槽骨加强，故正中骨折少见，骨折大多在正中旁。由于伤时腭部裂开及致伤力的打击，上唇可陷入并被夹于腭部裂开处。表面黏膜有线形瘀斑，骨折线可触知。腭部两半可单独活动，用手指触诊腭部，可感知腭部裂缝或骨台阶。如裂隙较宽，可造成腭黏膜和鼻底黏膜裂开，形成"创伤性腭裂"。

治疗时常采用手法复位后颌间固定。此类骨折如果是从颅底延续下来，常常出现重叠嵌顿，单纯用颌间牵引有时很难复位，可以借助正畸矫治器复位或直接开放复位。

(三)节段性上颌骨骨折

节段性上颌骨骨折指上颌骨某一部分的骨折或牙槽骨骨折。查出此类局部的损伤并将其固定有利于恢复功能。视诊及触诊检查常可正确诊断本类骨折。治疗时应先将折断移位的牙槽骨复位并固定。

此类骨折可单独发生,在 LeFort 型骨折中约有 1/5 病例伴有此型骨折。

(四)儿童期的上颌下部骨折

典型的儿童期上颌下部骨折少见,其原因前已述及。较多见者为局部骨折及青枝骨折。诊断较困难,因迅速发生肿胀,不易检查,未萌出的牙齿也使 X 线片上的骨折线不易查出。仔细询问病史及检查有助于诊断。

发生于幼儿的无移位骨折,以绷带或头颏(头帽及颏托)固定即可。

混合牙列期的骨折,如有移位,应在复位后以弓杠或铝丝弓栓结于牙弓或用正畸方法,如儿童能合作并耐受,做颌间固定。否则,可在梨状孔两侧钻孔,以钢丝通过上颌弓形夹板悬吊固定。

三、上颌骨中部及高位骨折

LeFort 虽将骨折分为 3 型,但典型的骨折线在临床甚为罕见,而较常见者为各型的结合,例如,一侧为 Ⅱ 型,另一侧为 Ⅰ 型等。

结合病史、临床及 X 线检查多能确定诊断。患者常有前牙开𬌗,后牙向下移位。严重者因咽部水肿及血肿,以及腭部向后下移位,可发生呼吸道阻塞。

临床检查可发现明显错𬌗、上颌后退、前牙开𬌗,患者有特征性的面部变长。唇颊沟触诊可探出骨折的锐利边缘。表面黏膜有瘀斑、水肿,甚至有撕裂。受累软组织有肿胀或有气肿症状,表明有腔窦处骨折。

Ⅲ 型骨折时,颧骨有移位;Ⅱ 型骨折时,眶下缘处可触知骨折部呈阶梯样,并可有眶下神经分布区感觉异常。

应投照 X 线片,包括拍摄各面骨、头颅、颈椎。由于中高位上颌骨骨折常常波及颧骨和眼眶,且结构重叠,通常采用 X 线片很难明确骨折移位方向、移位程度,以及眶底和眶尖的破损情况,所以最好做 CT 检查和 CT 三维重建以便准确指导治疗。

大多上颌骨中高位骨折很难通过闭合方法得到有效复位,而且固定也不稳定。以往的做法是在颌间固定的基础上,增加骨间结扎或钢丝悬吊。实际上,中高位上颌骨骨折或多或少都伴有颅脑损伤,开放固定也要求在全身麻醉下进行,无论伤后或术后都不允许颌间固定。目前做法更多地是采用解剖复位和坚强内固定。复位的同时,应同时复位鼻骨、鼻中隔,并积极探查眶底,及时纠正复视和眼球内陷问题。

对于上颌骨同时伴发下颌骨和颧骨骨折并有移位时,我们主张从两头向中间复位,即先下,复位下颌骨,拼对殆关系,通过颌间固定复位上颌骨,使上下颌骨形成一个整体;再上,通过颅骨连接颧额缝,复位颧骨;最后是中,将颧骨和上颌骨自然合拢,在颧牙槽脊、梨状孔处用小型接骨板连接固定。

四、并发症及后遗畸形

面中部骨折愈合不良将带来功能及美观问题,需再次矫正。再矫正畸形及恢复功能是相当困难的。而这些问题,绝大部分是处理失误所致,故在处理过程中应力求正确,并时时检查纠正。由于血运丰富,上颌骨骨折不愈合仅偶尔发生,发生的问题多是复位不准确、固定不稳,因而产生错位愈合。治疗迟延也是原因之一,由于外伤严重,需等待患者情况稳定而使治疗迟延是主要原因。当然,诊断不准确而未及时治疗也是原因之一。

治疗中,建立上下颌的咬合关系至关重要,忽视此点将产生咬合紊乱,矫正更不易。在治疗原则上,应先恢复伤前的咬合关系,再将其悬吊固定(恢复垂直距离关系后)。此原则必须遵循并在治疗过程中定期检查,以纠正发生的问题。

后遗畸形主要来自错位愈合,常见有错殆、鼻部扁平或偏斜、颧部塌陷等,可单独发生,也可混合存在。最严重的是"盘状面"畸形,由面中部后退引起,从侧面看,面中部凹陷,垂直距离加长,并有Ⅲ类错殆畸形。

面中1/3骨的后移多由致伤力量引起。面骨与颅底构成角度约为45°,致伤力使面中1/3骨沿颅底平面向后向下,致使面部变长,上颌等后退而面中1/3扁平,咬合紊乱。治疗时,必须将此种关系恢复正常。

错殆畸形可能为牙源性,即因牙有脱位而未复位,或牙缺失而邻牙移位等引起,矫正较易;或为骨源性,由骨错位愈合而产生。

(1)面中1/3骨骼与颅底及咬合面构成角度约为45°,由前方而来的致伤力可使面中1/3诸骨沿此斜面向后下移位

(2)如发生粉碎性骨折,悬吊法有使面中1/3缩短的倾向。

骨源性错殆畸形的诊断应依靠上下颌解剖关系的检查、咬合模型研究、牙及面部X线片检查、头影测量分析等。

应做面形分析,以决定面中部有无因骨错位愈合而产生的畸形。上唇后退、鼻棘突后陷及鼻小柱退缩,提示上颌下部后缩(当然有错殆畸形)。Ⅱ型及Ⅲ型

骨折后遗畸形为面中部扁平等,已见前述。

　　错位愈合的矫正必须依靠准确诊断。矫正的主要目的是恢复伤前咬合关系,常采用正颌外科方法做骨切开术,使上颌骨前移,同时也矫正了面中部的凹陷扁平畸形。

第二节　下颌骨骨折

　　下颌骨面积较大,位置突出,易受创伤。下颌骨骨折的发生率高于面中1/3骨折。

一、应用解剖

　　下颌骨呈 U 形,力量打击于一侧,除受力部位发生直接骨折外,对侧的薄弱处可发生间接骨折。如致伤力加于右侧颏孔区,除可发生该处骨折外,左侧下颌角或髁突颈部,还可发生间接骨折;又如致伤力加于正中部,除正中骨折外,还可发生双侧(或单侧)髁突颈骨折。

　　下颌骨有数处薄弱区,为骨折的易发部位。如切牙凹,使正中旁区成为一薄弱部位;颏孔,使下颌体的该部易发生折断;下颌角及下颌髁突颈部,亦为易发生骨折的部位。

　　未萌出的牙及埋伏(或阻生)牙,亦为下颌骨的弱点,特别是下颌阻生第三磨牙,使下颌角易折断。

　　下颌骨骨折的发生,除上述解剖上的薄弱环节之外,致伤力的方向及速度也有影响。如低速的致伤力加于体部,可发生该部的直接骨折,骨折片移位不大或无移位,此外,可引起对侧髁突颈部骨折;如致伤力为高速,则该部可发生粉碎性骨折并有骨折片移位,但多不产生对侧的骨折。

　　下颌骨骨折后,骨折片的移位情况,在很大程度上取决于肌肉的牵引和骨折线的方向、肌肉的牵引方向(图 6-5)。

　　前组肌肉由二腹肌、颏舌肌、颏舌骨肌及下颌舌骨肌组成,牵引下颌向下(开口)可使前部骨折片向后下移位;此外,下颌舌骨肌可牵拉下颌体骨折片向内、向下及向后。

　　后组肌肉有咬肌、颞肌、翼内肌及翼外肌。咬肌及翼内肌强而有力,牵下颌向上向前,后者亦拉升支向内。颞肌的前组纤维拉下颌向上,后组肌纤维则拉下颌后退。翼外肌牵引下颌向前,如髁突骨折,则拉髁突向内向前。

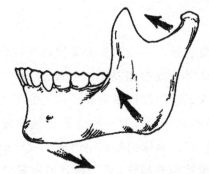

上为翼外肌,中为咬肌及翼内肌,下为二腹肌等

图 6-5 各组肌肉牵引下颌骨的方向

骨折线可分为有利型及不利型 2 种。

二、下颌骨骨折的分类

根据骨折发生的部位,下颌骨骨折可分类如下:①正中(及正中旁)骨折;②体部骨折;③角部骨折;④升支骨折;⑤髁突骨折;⑥喙突骨折;⑦牙槽突骨折。

按骨折线的情况及其对骨折片移位的影响,下颌骨骨折可分为无或有水平向移位的骨折、无或有垂直向移位的骨折(图 6-6)。

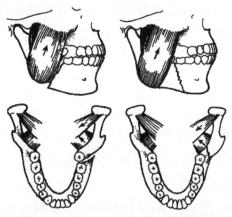

图 6-6 有利型和不利型下颌骨骨折线

也有人根据骨折片上有无可利用的牙齿将下颌骨骨折分为:①骨折线两侧的骨折片上均有牙存在;②仅一侧有牙存在;③两骨折片均无牙存在。

此种分类对设计治疗有用,故对牙齿的情况必须详加检查及记录,评价其在夹板固定时或复位时的利用价值。

当然,颌骨骨折也可按一般骨折分类,分为单纯性骨折、开放性骨折、粉碎性骨折等。

三、检查及诊断

详细了解受伤时的各种情况对判断骨折类型和移位程度很有帮助。

观察患者的面部及颈部有无挫伤及不对称畸形,可大致了解致伤力的性质及引起的骨折。有水肿及瘀血的部位多为骨折发生的部位。面部的不对称畸形可能为一侧髁突骨折,下颌向该侧移位。后牙有接触而前牙开𬌗可能为双侧髁突骨折;有流涎增加并有臭味,臭味的形成是由于下颌运动障碍、血块堆积,加上细菌作用产生。如下牙槽神经有损伤,则下唇有感觉异常,骨折部位有压痛;如有髁突骨折,则耳前部有压痛;如骨折后移位,则在外耳道及耳前部扣诊时髁突活动消失或减弱。

口内检查常能准确诊断骨折部位及移位情况。软组织创伤包括淤血、黏膜破裂、口底血肿等,能指示骨折部位。软组织创伤的严重程度常与其下方骨组织损伤的程度相应。

下颌骨骨折的存在及性质的最准确指示是咬合的情况。即使移位很小,也有骨折片的下沉或上升。大多数患者都能感觉出咬合有无改变。

用双手相对挤压下颌骨弓,骨折部位出现疼痛。用手错动骨折线两侧骨段,可以发现骨折处的异常活动,使两骨折段活动,骨折线处有骨轧音或破碎音存在。但这种试验使患者极为痛苦,故不应进行。

临床诊断应以 X 线检查再证实,骨折片的移位应从三维方向判断。冠状 CT 检查对确诊髁突矢状骨折及其移位很有帮助。

四、治疗原则

现代治疗观点主张解剖复位、稳定固定、微创外科和早期功能。一般情况下,下颌骨骨折皆需固定,固定时必须恢复骨折前𬌗关系。骨折前即有错𬌗者,勿在骨折复位同期纠正骨折前错𬌗。

复位方法有闭合法,即以手法或弹力牵引(如颌间牵引)复位;有开放法,即以手术暴露骨折后直接复位;对骨折错位愈合者,可通过截骨进行复位。

颌间固定是最常使用的固定方法,它的突出优点是能有效地恢复骨折前𬌗关系。固定期的长短应根据骨折类型、受伤程度、患者年龄等因素决定,一般为4~6周。坚强内固定的好处是可以建立功能性稳定固定,允许早期无痛性功能运动,并避免颌间固定。

下颌正中骨折和下颌角骨折很容易造成骨折片移位,一般需做解剖复位和坚强内固定。下颌多处骨折、粉碎性骨折及有移位的不利型骨折也需要做坚强内固定。在有多数牙缺失者,或牙齿松动不能利用时,亦可用开放复位固定法。

骨折后,如患者情况良好,则治疗时间越早,效果越好。如需待患者情况稳定,能耐受治疗时,则应做暂时性固定。

整个治疗过程中,均应注意保持口腔卫生。

(一)髁突骨折

下颌骨髁突的治疗历来为一有争议的问题。髁突骨折的恢复重在功能性改建。多数骨折通过非手术疗法,即颌间固定,即可得到满意的临床效果。

开放整复主要用于髁突骨折后移位并成为功能活动的障碍时,或牙齿不能利用做颌间固定时,或髁突骨折移位进入颅中窝时,或骨折保守治疗后持续关节疼痛、张口受限时。对于髁颈和髁颈下骨折发生脱位性移位(即骨折块移出关节窝)及双侧髁颈或髁颈下骨折移位,造成升支垂直距离变短,出现前牙开𬌗,也积极主张开放整复和内固定。固定方法主要采用 2.0 mm 小型接骨板或拉力螺钉固定。

关节囊内髁突骨折,即高位髁突骨折,颌间固定应在 10～14 天拆除,白天进行功能练习,夜间可再加以弹力牵引。拆除颌间固定 2～3 个月,切牙间的开口度应达 40 mm,下颌的侧方运动应＞7 mm。

髁突矢状骨折,即骨折线斜行贯穿于关节囊内和关节囊外,髁头内 1/3 通常劈裂,被翼外肌拉向内侧,关节盘也随之移位。这种骨折容易引起张口困难,少数可能继发关节强直。骨折早期宜采用保守治疗,如持续数月不能张口,应考虑手术摘除移位的骨折片,并行关节盘复位。

儿童髁突改建能力很强,骨折早期几乎不存在手术指征。保守治疗也采用颌间固定,固定时间宜在 5～8 天。如加强功能练习,愈合快,但可能影响生长发育及功能。

(二)升支及喙突骨折

下颌骨升支部的骨折少见。由于两侧有强有力的肌肉附着,骨折后通常也没有移位。由侧方而来的强力直接打击,偶尔可引起粉碎性骨折,但也多不发生移位。故此类骨折通常皆以颌间固定使下颌制动而待骨折愈合,不需采用手术治疗。偶亦发生低位的髁突颈下方的骨折,此时,后骨折片的移位使升支的垂直高度无法保持,需采用开放复位固定。做下颌角下切口常可满意地暴露骨折,复位后用接骨板和螺钉做坚强内固定。

(三)下颌角骨折

下颌角骨折常见,并多与阻生第三磨牙有关。此部骨折多需做开放整复及内固定。

根据下颌角部位的应力分布,固定一般沿外斜线进行,做张力带固定。手术由口内入路,取拔除水平阻生齿时切口,并适当向两头延长,暴露骨折线,做解剖复位。如果骨折线上的牙齿影响复位,可以在复位同期拔除阻生牙。骨折固定通常选用小型接骨板沿外斜线固定,骨折线两侧至少各固定两颗螺钉。

有学者对一组下颌角骨折张力带固定和另一组下颌下缘固定做了临床对照观察,发现单纯沿外斜线作张力带固定时,在骨折线的下颌下缘区常常有明显的骨痂形成,而且愈合较下颌下缘固定组慢,说明张力带固定稳定性不足,下缘区存在微动。另外,张力带固定组较下缘固定组感染率高,可能与口内入路和复位同期拔牙有关。

小型接骨板张力带固定主要适用于单发下颌角轻度移位和有利型骨折,对于多发的、严重移位的和不利型骨折必须在下颌下缘补偿固定。术后应要求患者用健侧咀嚼,以增加张力带动力稳定效果。

(四)下颌体部骨折

下颌体部骨常因有牙存在而使骨折与口腔相通,成为开放性骨折。下颌体部骨折可以采用闭合复位后颌间固定法治疗。如骨折线使骨折片利于移位,则可在骨折线两侧分别做带挂钩的分段夹板,以弹力牵引移位的骨折片复位,然后固定。

下颌体骨折也可直接采用坚强内固定,这样可以避免颌间固定,有利于早期功能和骨折恢复。

(五)下颌正中部骨折

单纯的正中部骨折多用闭合复位颌间固定法治疗。但施加于下颌正中部的肌肉力量颇大,带挂钩的弓杠有时对抗力量不足,特别在同时有髁突骨折时,要求早期活动,所以最好是采用接骨板坚强内固定。具体方法可以选用动力加压固定,也可以选用小型接骨板平衡固定,对此应视骨折线和骨折断面形状而定。但后者有时显得稳定性不够,常常要求辅助固定。

(六)复杂的下颌骨折

下颌骨折如为多发性骨折,则处理较复杂。一般需行开放复位,做内固定,使骨段有足够的稳定性。

应特别注意,复杂骨折是下颌正中骨折伴双侧髁突骨折,最好做正中部开放复位和坚强内固定。处理此类骨折时,应注意有无呼吸道阻塞问题,因下颌的前部及后部支持皆失去,软组织可后陷而阻塞下咽部。正中骨折复位固定可解决此问题。

对无牙颌双侧下颌体骨折亦应注意,因为可引致呼吸道阻塞,多需做双侧开放整复并做内固定。

(七)儿童下颌骨骨折

儿童期下颌骨骨折的处理原则与成人者基本相同。由于无厚的皮质骨,儿童的下颌骨骨折多为不完全骨折或青枝骨折,处理时最好用闭合法。由于处于乳牙和恒牙交替时期,处理时要获得稳定的殆关系是困难的,但在多数病例中,可以使用牙弓夹板。9～12岁期间,缺失牙或松动牙较多,可能需采用下颌骨环绕结扎固定法。牙弓夹板及颌间固定能解决多数病例的处理问题。固定时间宜短,一般不超过2周。儿童的髁突骨折产生关节强直者较多,故应早期拆除固定,进行功能训练。

(八)术后护理

下颌骨骨折的术后注意事项:对呼吸道阻塞的预防、对分泌物的处理、良好的营养、各种支持性方法的应用。初期,对进行了颌间固定的患者,必须注意呼吸道问题。外伤后的6小时以内,应认为患者的胃中是充满食物的,故最好置一经鼻的胃,在术前置入,一直维持至术后,以预防呕吐时发生误吸。如因麻醉需要而有气管内插管,应在患者完全清醒后拔除。床旁应准备保持呼吸道通畅的器械,如吸引器、鼻咽通气管、环甲膜切开术需用的器械等。紧急时,做环甲膜切开比做紧急气管切开更好,前者简单易行,所需器械不多,并发症亦较后者少。

床旁吸引器非常重要。因外伤时或手术时,不可避免出血及将血液咽下,故有引起恶心和呕吐的可能,吸去吐出的胃内容物可减少误吸入肺的危险。当然,床旁亦需置剪,以备必要时剪断颌间的牵引或固定。

由于颌间固定,进食困难,故如何维持营养以利于骨折愈合,也很重要,不可忽视。但应注意保持口腔卫生,注意刷牙和常漱口。

应尽早开始抗生素的应用,最好在急诊阶段即开始,维持至术后4～5天,必要时再继续。常用的有效药物以广谱抗生素为主。

(九)并发症

1.感染

感染是下颌骨折中最常见的并发症。引起的原因很多,包括伤口污染、骨或软组织的坏死、由死髓牙(骨折线上的)而来的感染等,创伤处理迟延也是原因之一。及时而正确地处理创伤,以及尽早开始应用抗生素可有效地预防感染。如因患者情况不允许而必须推迟处理创伤时,应冲洗局部创口,做必要的清创、暂时的骨折固定及保持口腔卫生。手术时,去除明显的坏死组织。如在创伤治疗后发生了感染,应按感染常规处理,即做脓液的细菌培养及药物敏感试验,按其结果给予抗生素;有脓肿时切开引流,去除坏死的软组织及骨组织等。

2.骨折不愈合

除了有相当大量骨缺损的枪击伤或严重车祸外,下颌骨折不愈合的发生多由治疗不当所致。其发生率在国内无报告,国外报道占下颌骨骨折的2%～4%,在无牙颌骨折中,发生率高达50%。

引起的原因:①固定不充分;②复位不准确;③感染;④抗生素使用过晚或不当,或未使用;⑤治疗技术不适当。除此之外,局部因素如慢性感染的存在、血液供应不良等,全身因素如贫血、维生素C及维生素D缺乏、因使用激素引起的代谢改变、糖尿病、梅毒、结核等,还有先天性或后天性疾病如骨形成不良、石骨症、肿瘤等,也起一定作用。

在诊断上,必须与愈合迟延鉴别。愈合延迟时,在骨断端之间有不同程度的铰链运动,而在不愈合时,骨断端可毫无困难地向各个方向活动。当然还应考虑治疗时间及解除固定后的时间长短。X线检查,在愈合延迟病例,可见骨断端有不规则的吸收,骨断端之间为内有钙化斑点的透射区,在不愈合病例,骨断端呈圆形并可见薄层皮质骨影像,断端之间为X线透射区。

治疗原则:如有感染,应做细菌培养及药物敏感试验。厌氧菌感染时,甲硝唑有相当好的疗效。牙根在骨折线上的牙齿应拔除。在去除硬化骨质后牙根可能暴露的牙也应拔除,伤口应缝合。异物、结扎丝或金属夹板常需取出。最少在1个月后,从口外切口进入,去除骨断端间的一切纤维化组织,去除骨断端的硬化骨质,直至有出血处为止。如骨缺损不多,且在下颌角处,可使两断端直接接触。更理想的是将骨纵行劈开,连同附着肌肉滑动,与前骨断端相接,正中部的骨不愈合更适用此法,或可用自体骨松质移植。在缺损较大者,应以骨松质移植或植骨。

近年来,有不少报道用电流刺激促进骨愈合,效果良好。但应强调,必须严格操作,避免失误,预防产生骨不愈合。

3.骨折错位愈合

下颌骨骨折后如发生错位愈合,其严重后果为咬合错乱及因咬合错乱而引起的一系列问题。

下颌骨骨折后错位愈合均为处理失误所引起,引起的原因如下。

(1)不完全的复位固定:骨折必须准确复位,准确复位的标准是恢复骨折前的咬合情况。应注意是恢复骨折前的咬合,如骨折前已有错𬌗,不可试图在治疗骨折时矫正。复位后,骨折处的固定必须充分,以避免因剪力(最常出现的情况)而引起骨折段的移位,发生错位而愈合。

(2)不充分的下颌制动:骨折处复位后,下颌骨必须有充分的制动,而且要维持一定时期。如采用带挂钩的金属牙弓夹板及颌间固定治疗,此夹板应牢固地固定于牙弓上,颌间固定亦应有足够力量。在无牙颌骨折片的垂直向移位,在有牙颌骨折片的向舌侧旋转移位,是造成错位愈合的最常见原因,应在治疗过程中细心观察并矫正。在有条件的情况下,最好采用重建接骨板固定。

(3)直接有害因素:最重要的是感染。在整个治疗过程中皆应重视并预防,如早期应用抗生素,保持口腔卫生等。

以上3种因素,可单独作用,也可综合作用而产生不利结果。

预防错位愈合极为重要。在整个治疗过程中都应避免处理上的失误。例如,开始检查时,即应注意骨折片的移位情况,如骨折片的动度、骨折线对移位是有利的或不利的、有无足够数目的坚固牙齿用于固定、口腔卫生状况等,以正确地选择复位固定方法。如骨折片移位用弹力牵引复位,在复位后应加强力量以固定之,或换用钢丝结扎固定;如仍用橡皮圈固定时,需注意观察因弹力关系是否引起牙齿松动或使牙弓上的夹板移位。需要时,应取印模,研究骨折前的咬合情况。在整个疗程中,对复位、固定、下颌制动、咬合情况等必须仔细观察,及时矫正出现的问题。

小的咬合错乱,用调𬌗或小型修复体可以矫正;严重的咬合错乱,可用正畸方法调整或用外科方法治疗,包括正颌外科方法、矫正骨折不愈合的方法等。

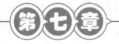

成人正畸治疗

第一节 概　　述

一、成人正畸的基本概念

社会对成年的定义,通常是指从 18 岁开始,约与智齿(第三磨牙)的正常萌出同期。这意味着成人正畸将涉及从青年、壮年到老年的很长一段年龄范围。调查显示,约 90% 的成人就诊者的年龄在 19~49 岁,甚至有超过 80 岁高龄者。可以设想,其生理、心理和社会差异应是相当大的。但年龄并不能代表口腔及牙周健康的状态,一个 20 岁的年轻人与一个 60 岁高龄的老人相比,如果前者有严重广泛型侵袭性牙周炎,而后者牙周仍健康,相比之下,后者应更具有正畸条件。因此,一般而言,从正畸治疗学的角度,可根据口腔条件的生理差异及病理情况将成年人主要分为:①牙周及牙列基本健康完整的成年患者;②已有牙周病、失牙的非健康完整牙列的成年患者。通常,前者年龄一般较轻,口腔条件较好,要求较高,正畸治疗的目的主要是全面改善牙-面美观,重视心理的满足,强调牙颌面最佳的形态和功能效果(甚至不惜手术矫形);后者年龄一般偏大,鉴于自身的条件,要求较低,正畸的目的主要是为适当改善前牙美观、维持牙列健康、控制牙周病、关节病及配合修复治疗的需要等。就审美而言,后者更偏重对局部(前牙区)美观的改善,更重视功能的恢复和维护,也可是应其他专科的要求而进行的正畸治疗。为此,针对成年人中不同的治疗对象、不同的矫治要求及方法的差异,从临床的角度考虑,可以将成人正畸治疗分类为综合性正畸矫治(牙列基本健康,全面的矫治)和辅助性矫治(非健康牙列,局限性矫治)2 个层次,以便区别对待,利于正确地进行矫治设计。

成年正畸患者,畸形基本定形,具有诊断明确、配合主动、口腔卫生保健自觉等有利因素。但随着治疗认识的日渐深入,人们越来越认识到成年人由于受社会职业、心理素质、体质状况、口颌形态等因素的影响,其治疗目的、要求及矫治方法等方面都不同于生长发育期中的青少年儿童,其治疗的范围和限度也大有差别,对医师的专业技术要求更高、更精,风险更大,医疗纠纷更多。严格而言,成年人的常规正畸治疗必须由受过专科训练的正畸专业医师诊治和指导,而非普通牙医所能承担。

二、成人治疗的心理适应证

对成人正畸治疗,首先,谨慎地选择适应证和禁忌证非常重要,特别是心理适应证的选择是保障治疗成功、避免纠纷和失误的重要环节。尽管成年人对治疗的态度主动、合作,但治疗心态却较儿童更为复杂,对亲友的言语评论,对治疗中微小变化的关注更细腻、更敏感,更用心。表现:①治前求治心切、期望过高;②治中急于求成、多虑担心;③治后疑惑失望、恼怒偏激。其治疗结果对患者心理健康和社会行为的影响也更突出,有的还将其他因素引起的社会挫折迁怪于此,并导致医疗纠纷。特别是近年来,随着医疗法案的实施,医患自我保护意识的增强,在进行成人正畸治疗前,更应强调正畸医师必须要充分了解其治疗心态,充分注意治疗前的心理观察和进行详尽的解释工作。对于成年患者,决不能贸然开始矫治,也不要轻易承诺。以下所拟的正畸适应证选择和从心理的角度所列成人禁忌证可供临床参考。

(一)适应证的选择

1.全身健康

对成人正畸患者不应仅审视牙颌畸形表现,应全面考虑全身疾病如糖尿病、肝炎、内分泌障碍等。

2.局部健康

常规洁牙,牙周病患者应在炎症控制(一般需 3 个月)后,达静止期后才能开始矫治;TMD 患者如在就诊时有明显相关症状或体征,应与关节科专家会商通过𬌗板及其他治疗,使相关症状或体征消失或减轻,尤其是局部的疼痛症状消失后,再经过面弓转移,𬌗架分析患者的咬合问题及其与 TMD 的关系,以及对正畸治疗的影响等,最后制订综合的治疗计划。尤其应注意完善动态检查及保存好资料记录。

3.心理健康

对于成年人应特别强调和高度重视心理健康问题。

(二)心理禁忌证

初诊时有以下心理问题的成年患者,建议不予正畸治疗。

(1)期望值过高:畸形轻微,预期疗效对比不明显,达不到患者期望效果者。

(2)过分自我挑剔:畸形不严重,却极力夸大,四处托人,反复挑选、纠缠医师者。

(3)准备不足:对治疗缺乏心理上、时间上、经济上的准备,对治疗方法毫无认识者。

(4)偏执:将生活中的逆境和挫折归咎于口颌部容貌缺陷,但据医师分析其缺陷并不很严重,而此种可能性不大者。

(5)有多次治疗及美容史,对先前的治疗效果过分挑剔不满意者。

(6)有精神障碍、心态不正常或精神病史者。

(三)相对禁忌证

相对禁忌证即指暂不能实施治疗,在治疗前需经过必要的交流、沟通、解释、说明,使就诊者获得正确的治疗认识,并对治疗及预后过程做好应有的心理准备后,方能开始治疗的症例。属于这类患者的情况有以下几种。

(1)患者治疗目的模糊不清,或没有明确的目的要求,仅希望医师做得越漂亮越好。

(2)口颌面有其他较严重缺陷,但患者自身对此尚缺乏认识。

(3)对治疗中可能出现的反应及恢复过程和康复时间缺乏心理准备。

(4)本人及亲友对治疗效果缺乏正确理解和认识。

(5)预期效果与患者有一定差距,不能达到患者提出的要求。

三、成人治疗的其他特殊考虑

在成人正畸中,应在临床中特别提出并给予注意的还有以下几方面的问题。

(一)尊重主诉

正畸治疗是涉及颜面审美的治疗,由医师说了算的成分较低。特别是成年人,由于社会环境和地位的不同、文化层次高低及个人素质的差异,表现出的审美观念、治疗动机和治疗目标千差万别。一般而言,成人的主诉比较强调:①中切牙外观的改善(龅牙、豁齿、中线不正等);②功能的恢复(主要是前、后牙区咬合接触、咀嚼力的恢复);③唇齿关系的美观(开唇露齿、微笑露龈等)。有些要求鉴于患者自身的条件难以达到,而有些严重的畸形又未被患者察觉和理解,因此,充分了解患者的主诉,耐心听取并详细释疑患者所提出的过高或不可能达到的要求,列出几种设计方案,说明利弊,并与其充分讨论和协商达成共识。交流和理解,知情同意,是治疗合作成功的首要保证。

(二)个性化目标

成人正畸更应强调"个性化"目标。牙的矫治对颜面的改善是有限度的,特别是成年人,决不能"千人一面"地按"标准化""理想化"目标制订矫治计划,而应根据患者各自的条件去修饰、改善,突出其"个体的亮点"。特别是对于年纪较大、有牙槽退缩、牙列已磨耗代偿而稳定的患者,治疗中应强调以下三不:①不刻意追求Ⅰ类咬合关系;②不随意改变后牙弓形;③不轻易破坏原稳定的咬合代偿。

(三)矫治的美观要求

1.矫治器选择

矫治器选择应尽量考虑满足审美的要求,减少矫治器对外观的影响。可选择较小的托槽、与牙色相近的陶瓷托槽、透明树脂托槽、塑料托槽、舌侧托槽,以及无托槽透明塑胶矫治器(如 Invisalign)等。

2.矫治方法选择

矫治方法选择应尽量采用隐性、掩饰方法(如后牙片段弓、舌弓、舌侧矫治器、活动矫治器结合等)减小矫治器暴露对其社交的影响。

3.修复学处置

牙缺隙大影响美观者可设计暂时性义齿掩饰,对前牙形态异常者(畸形牙、过小牙、异位牙),应注意修复牙冠形态美观并尽力改善其唇齿关系。

4.牙周的处置

牙周的处置应特别强调术前洁牙,治疗中应避免和及时处置龈缘炎、随时观察和避免牙周组织的退缩吸收。对有牙周组织丧失及根面暴露的牙,特别是前牙区,在主动正畸治疗结束后,有条件的应做骨组织诱导再生及膜龈成形手术以复原完整的龈缘弧线。

(四)更重视功能

牙列的正常功能是维系健康的根本保证,随着年龄的增大,牙齿的作用更为突出。日本学者倡导并提出的力求在 80 岁时保存 20 颗牙的健康概念,是一个可循的参考标准。为此,在成人正畸治疗中,应:①尽可能保留和修复功能牙;②力求咬合平衡,避免咬合创伤,促进牙周健康;③防止过度扩弓等超限矫治,保障牙列稳定;④应有利于正中关系(centricrelation,CR)与最大牙尖交错位(maximumintercuspation,MI)的协调,以及确保下颌在做前伸或侧方殆功能运动时后牙或非工作侧无殆干扰。

（五）轻力和间断力原则

成年人的牙槽骨多有增龄性吸收退缩，临床牙冠增长，牙周膜的面积相对于青少年的减小，故更应选择轻力。在成人治疗开始时使用轻力，可激活牙周组织的细胞活性，有利于组织改建。若开始时的轻力不足以引起牙移动，再适当逐渐增加力值，以求获得与个体最适的力；过大的力、过度的扩展、往复移动牙齿等可造成牙根吸收、附着龈丧失、牙槽裂及穿孔等，应注意避免。此外，成人的矫治最好采用间断力或延长复诊时间，从而给牙周组织提供充足的细胞反应和组织改建的时间，防止牙槽骨的进一步吸收。

（六）影响成人矫治的因素

成年人矫治并没有严格的年龄和畸形程度的限制。是否必要和必须治疗，应主要根据"三个因素"。①社会因素：即应根据患者的社会职业、经济能力、时间等条件因素。②健康因素：根据患者的全身健康、心理健康、口腔情况、牙周病损、畸形程度等状况。③医疗条件因素：根据正畸医师对正畸技术的熟练程度及诊疗环境条件因素而定。患者的年龄、畸形复杂表现并不是主要的考虑，作为正畸医师，努力提高自身的专业技能及诊疗水平，改善诊疗环境才更为重要。另外，关于正畸治疗对女性患者月经及怀孕的影响，据四川大学华西口腔医学院的系列试验研究和调查，影响并不明显。但试验提示在怀孕及分娩期前、后3个月内，正畸施力可导致异常波动，故建议孕期前、后3个月中应暂停正畸加力，并建议正畸治疗最好避开怀孕期。

（七）疗程和保持

由于成年人能主动配合治疗，对反应敏感，能注意保持口腔清洁卫生，疗程常比预期缩短。但相对而言，由于成人的适应性改建能力不如青少年，骨组织的代谢慢，牙移动慢，口周肌的改建适应时间更长，因此与青少年相比，疗程和保持时间相对较长。对于有较严重牙周炎的患者的术后保持，还需考虑设计专门的保持器，如牙周夹板式保持器，在进食时也需戴用；对一些失牙患者应设计修复体保持；对个别超限矫治的患者，如下尖牙区扩弓的患者甚至需要终身戴用保持器。

四、成人正畸的步骤

强调多学科的联合处置，基本步骤：①全面、系统、正确的检查分析和诊断；②龋齿、牙周病、关节病等的会诊治疗；③常规正畸治疗；④牙位稳定、牙周手术、牙修复等；⑤保持。在实施治疗中，应特别注意以下问题。

(一)正畸治疗前

(1)排除非正畸适应证,如糖尿病、内分泌失调、心理问题禁忌者、精神病、传染病等。

(2)检查是否存在不同阶段的牙周疾病并评估风险因素。

(3)检查、诊断并治疗存在的 TMD 症状和体征,并评估对正畸治疗的影响或通过正畸治疗改善关节问题的可能性及可行性。

(4)确定治疗方法:配合外科手术? 牙代偿掩饰基骨的不调? 仅做小范围牙移动?

(5)确定与其他专科医师协作治疗日程。

(二)正畸治疗中

(1)应与牙周医师协作,控制并密切追踪正畸治疗时牙周病的变化。决不能想当然地认为通过 1~2 次洁牙就能控制牙周病。

(2)应密切注意牙移动中及移动后是否有 TMD 症状、体征出现或加重。

(3)记录力的大小及方向对牙移动是否适宜,是否造成牙反复移动、松动。

(4)密切观察有无个别牙早接触、咬合创伤,及时调整。

(三)正畸治疗后

(1)牙周再评价及牙周手术(切龈术、牙槽骨手术、膜龈手术等)辅助治疗。

(2)及时地修复镶牙以恢复牙弓的完整性和美观及功能。

(3)调𬌗及切牙边缘嵴调磨,使最后的𬌗位无咬合创伤及不良咬合诱导。

(4)个性化的保持装置,如固定式、夹板式、活动式等。

第二节 成人修复前正畸治疗

除以矫治错𬌗畸形为主诉的患者外,临床中大部分成人患者是因其他口腔科室的要求而协助处置,包括前述为治疗牙周、关节,以及其他如以修复、正颌、外伤、美齿等为主诉的患者。鉴于转诊者的口腔条件和要求,全面正确的诊治设计,应根据主治科室的要求会商决定,属于多学科综合矫治,而正畸仅作为局限性地配合处置,属辅助性正畸治疗的范畴。其技术方法力求简单、便捷,多采用小范围牙移动方式进行局部调整。

一、修复前正畸治疗

由于一般以成年作为制作最后永久性固定修复体的前提条件,故在成人辅助性正畸治疗中,为修复而进行的正畸牙移动准备治疗是其重要内容,且多见于年龄偏大的失牙患者,主要有以下方面。

(一)开拓缺牙间隙

1.适应证

个别切牙缺失,邻牙向缺牙隙倾斜、间隙缩小、中线偏移、影响美观者;后牙长期缺失后,邻牙倾斜,间隙缩小,对殆牙伸长、种植体或修复体难以设计及就位者。

2.矫治要点

通常采用螺旋弹簧来开拓失牙间隙,但局部开拓前应先矫治邻牙拥挤、扭转,排平牙弓咬合曲线,去除移动干扰,必要时考虑减数或片切。然后再上螺簧扩拓。此时,选择的主弓丝应较硬、以防止变形,片段弓最好用方丝。螺簧推力不可太大,注意移动后必要的调殆以去除干扰。当间隙扩够后,还应在 X 线片下确定邻基牙牙根的平行直立、就位道顺畅后再进行修复。在前牙拓隙中,应最大限度关注切牙中线的纠正或维持。

(二)集中间隙镶牙

1.适应证

遗传性牙量小(过小牙)、先天或后天失牙后常导致牙列间隙,临床上需将分散开的间隙集中于一处(常为原过小牙或失牙间隙位置)以便修复。当分散的牙被移动集中后,还应使其牙轴直立、牙根平行,才能达到共同分担修复牙的受力负荷。

2.矫治要点

主要采用固定矫治器进行。先应排齐整平牙列,然后换较粗的唇弓丝,在希望集中的间隙位置用螺旋弹簧扩拓,并同时关闭不需要的其他牙隙。应注意在牙移动过程中避免咬合创伤,维护牙中线,尽力恢复上下咬合对应接触关系。当牙移动到位间隙集中后,还应注意牙轴的平行。

(三)竖直倾斜基牙

1.适应证

常见为第一恒磨牙缺失后,第二恒磨牙近中倾斜,或同时伴有第二前磨牙远中倾斜,造成修复体戴入困难,以及因后牙的牙轴不正,修复后可致咬合受力不均。为了达到修复后桥基牙平行、殆力分配均衡及恢复良好的正常功能,应当在修复前矫治基牙的倾斜。

2. 矫治要点

对邻牙倾斜及牙列尚有可用间隙者,应先用弹性弓丝预排齐、排平,然后换 0.45 mm 的硬不锈钢丝作为主弓丝,在间隙处用开大螺簧加力,可在关闭牙弓中其他散在间隙的同时,转正倾斜基牙;对仅有第二磨牙近中倾斜的直立,常用辅弓或竖直弹簧插入待转正磨牙颊侧辅管加力的方法;对需将倾斜磨牙的根更多向近中移动者,可采用方丝 T 形曲、附水平曲的垂直关闭曲等。同时,为利于基牙竖直,一定要充分注意对颌伸长牙的处置。

(四)压入伸长的对𬌗牙

1. 适应证

后牙早期丧失后,对𬌗牙大多伸长,不但会造成创伤性咬合,干扰下颌运动,而且给修复带来困难,可通过压低并调位伸长的对𬌗牙,为修复创造条件。

2. 矫治要点

常见为对𬌗牙早失后第一恒磨牙的伸长,使𬌗面空间缩小无法修复。若第二恒磨牙存在,可直接用弹性主弓丝或设计水平曲压低;若第一恒磨牙为游离端牙则可用设计长臂水平曲,此时,主弓丝多采用方丝,前牙区应做垂直牵引,通过逐渐加大后倾度,压低并调整伸长的磨牙;对伸长牙也可设计微种植钉支抗,用橡胶圈弹力压入;对双侧对𬌗第一恒磨牙均伸长者,还可在其舌侧设计横腭杆(transpalatal arch,TPA),利用舌的压力压低磨牙。

(五)打开前牙深覆𬌗

1. 适应证

牙-牙槽性的深覆𬌗,特别是下前牙过长、Spee 曲线过陡、上切牙内倾性深覆𬌗,应先通过正畸的方法压低前牙,打开前牙过深的覆𬌗。下切牙压入是为上切牙内收及修复预留间隙,而上切牙通过压入后除改善覆𬌗并可改善前牙暴露过多后,再修复前牙列,可起到美观、稳定的效果,但成人牙齿的压入移动应十分谨慎进行。

2. 矫治要点

应根据修复要求选择是压低前牙还是升高后牙。压低前牙的方法可采用水平曲、多用途弓、压低辅弓、种植体骨支抗牵引及 J 钩等。升高后牙的方法可采用平面𬌗板、摇椅弓、多曲弓等。

(六)调整牙齿位置

1.适应证

扭转牙、错位牙、异位牙常影响修复设计,故在修复前多需排齐转正。当中切牙缺失考虑用侧切牙代替,或侧切牙缺失需由尖牙前移代替时,都应先进行牙位置调整,以使修复牙颈缘更协调美观。

2.矫治要点

常用固定唇弓矫治器、固定舌弓矫治器、局部片段弓进行牙移动等,方法与常规矫治技术相同。牙移动过程中应注意保持原牙弓长度(用舌弓)、暂时义齿掩饰拔牙部位等(图 7-1),除留足修复间隙外,还应注意支抗设计,防止中线的偏移,防止牙的倾斜、旋转,尽量将要移动修复的牙放置于最适的修复位置。同时应注意使用轻力,尽量防止因施力不当造成的牙根吸收。

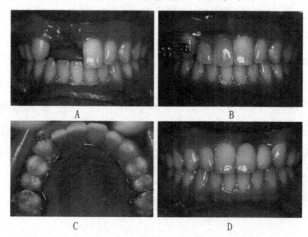

图 7-1　片段弓改扭转,用舌弓及暂时性义齿维持间隙

A.11、12 缺失,13 扭转;B、C.矫治中;D.修复后

上述修复前的正畸治疗,多是在小范围内对局部牙齿进行的小量移动。在成年人的矫治中,这种仅需小量牙齿移动,就能达到矫治目标的正畸治疗还比较多见,因此也称之为小范围牙移动(minor tooth movement,MTM)。由于这类正畸治疗的目的明确、治疗方法比较简单、矫治原理不很复杂,治疗对象可包括健康牙周及一些非健康牙周患者,特别具有临床实用意义。

二、小范围牙移动治疗

(一)成人 MTM 的概念

从字义上理解,小范围牙移动(minor tooth movement,MTM)是指牙齿移动范围及距离较小，矫治目标单一，方法较简单的一类单纯牙性畸形的正畸治疗。按字义应包括儿童及青少年期诸如乳牙列及替牙列期的前牙反𬌗、切牙间隙、个别牙错位等简单牙性畸形的早期阻断性矫治等。但在此，我们主要是指局限在成年人中进行的，畸形程度相对较小，牙齿移动范围不大，以矫治成人简单牙性畸形，改善前牙局部美观、改善咬合平衡及维护牙周健康为目标的正畸治疗。其治疗内容，除包括前已述及的修复前正畸治疗外，还包括成人中个别牙错位、牙间隙等的矫治，以及作为牙周病、TMD等辅助治疗的小范围内的牙调整治疗等。成人MTM正畸治疗的牙移动范围较小、方法较单一、矫治设计不复杂，临床上简易可行，因此，这种有效实用的矫治手段，应是从事一般口腔执业、有一定矫治经验的普通口腔科医师都应学习、了解的有关正畸专业的知识和技能。

(二)MTM矫治的注意点

1.移动牙齿的数量及范围小

MTM的矫治对象应仅涉及一些简单的、局部的牙性畸形，应以解决局部的问题，如个别前牙错位、中切牙间隙、个别牙反𬌗等为目标。因此不需要全面涉及移动过多的牙齿，特别是不要随意全面改变牙弓形态，否则将破坏整个牙列原已建立的𬌗平衡和代偿协调关系。这一点是选择成人MTM与成人全面的常规综合性正畸治疗的主要差别。

2.不需进行太复杂的设计

MTM矫治的设计应尽量简单，主要着重于局部问题的解决即可。矫治器应简单易清洁，矫治过程不宜太长。由于成人的口腔环境、生态平衡较儿童更难恢复和适应，更易发生牙龈炎及菌斑附着，发生细菌对牙周的破坏的现象。因此，简单局部的矫治设计和治疗过程有益于维护成人口腔卫生和保障正常口腔功能。

3.个体最适力的应用

成年人多有不同程度的牙周炎症，此外，随年龄增大，牙槽骨的增龄性萎缩吸收越严重，临床牙冠增长，加之牙周膜的反应性及改建能力已下降，因此矫治力的应用需十分小心。提倡采用较小的个体相适的微力、间断力，延长复诊时间，严密观察，定期牙周护理，以利于牙移动中组织的适应性改建和恢复，而不至于造成牙周损伤、牙松动，甚至牙丧失。

4.需要患者积极配合

成年人社会活动多，而目前多数正畸矫治方法需在牙面粘结托槽，必然在一定程度上影响其美观和社交活动。这就需要患者克服心理上不必要的压力，对治疗有正确的心态，切不能急于求成，甚至自行加力，自行拆去矫治器，从而造成牙周损害、牙松动及治疗反复等。因此，端正治疗前的认识，让患者全面了解矫治方法和时间过程是保障矫治成功的关键。

5.不良习惯的改正

与儿童患者一样，成年人中也存在不良习惯，有些是继发性的，如开𬌗所致的吐舌代偿、鼻炎所致的口呼吸，以及牙松动后的舐舌习惯等。有的是原发性的，如咬烟斗、剔牙等。如果未能改正这些习惯或治愈造成这些习惯的病因，在MTM治疗结束后，畸形可能复发，这一点也应充分注意。

6.口腔卫生的维护

成人口腔组织再生及抵抗力较儿童及青少年弱，易罹患牙龈炎等，特别是牙周炎患者，矫治器戴入后易加重牙周萎缩吸收等。故刷牙、漱洗等口腔卫生的维护应特别注意和加强。

7.及时保持及调𬌗

MTM治疗后𬌗位的稳定和保持十分重要。如果是为修复而进行的治疗，例如，压低下前牙改善深覆𬌗或集中间隙后，应及时戴上修复体。如果是个别牙扭转的改正，应及时固定保持或设计固定修复，以防止其复发。并且正畸矫治结束后应注意调𬌗，去除早接触点，去除咬合创伤，必要时应降低临床牙冠，以维护牙齿的正常受力和履行其功能。

(三)MTM 的适应证

成人 MTM 主要是局部的牙-牙槽性的改建移动，其牙移动的范围及距离均应是有限度的，因此，在治疗病例的选择上应充分掌握其适应证。临床上 MTM 主要解决的问题有以下几种。

1.改善前牙区局部美观及咬合

(1)个别前牙反𬌗：适于因个别前牙唇(舌)向错位所致的反𬌗，其牙弓内有足够间隙或间隙差不大者。

(2)中度前牙反𬌗：多数前牙反𬌗，机制为牙性、功能性，反覆𬌗深、反覆盖小、可退回至切对切关系者。

(3)前牙间隙：是由不良习惯、先天性缺牙、多生牙拔除等所致，其前牙间隙可通过简单牙移动关闭且不至于造成牙过度倾斜及牙周损伤者。

(4)前牙扭转、错位：个别前牙或多数前牙的扭转、唇向、舌向、高位、低位等，只要牙弓间隙足够，均是 MTM 的适应证，但如果是需拔除多个后牙进行治疗，则应属于全面的正畸治疗范围。

（5）牙-牙槽性前牙开𬌗：特别是长期不良习惯（如咬烟斗等）所致的牙性开𬌗，可以通过 MTM 治疗得以矫治，但应注意矫治后不良习惯的去除及保持，否则可能复发。

2.改善牙周受力环境及缓解关节疾病

（1）创伤性𬌗：矫治造成牙周创伤、松动的错位牙、过长牙，恢复其正常的位置和正常的生理性牙咬合刺激，可使牙周恢复其形态和功能，这类牙的矫治无论在前牙区或后牙区，都应是 MTM 的指征。

（2）牙轴不平行：对牙轴倾斜侧牙槽骨水平吸收比较严重的牙齿，通过 MTM 竖直牙轴，可重新恢复其正常的生理压力，避免新的牙周损伤。否则，持续不利的侧方压力，将造成进一步的牙槽骨吸收甚至牙齿丧失。

（3）前牙Ⅲ度深覆𬌗：由于下前牙咬触在上前牙腭侧黏膜上，可造成上前牙根部的炎症及牙周组织的损害。对此，应通过竖直后牙或压低下前牙打开咬合，从而阻断其不利的牙周刺激和创伤。对有牙周吸收、有间隙、牙冠过长的下切牙，应尽可能关闭间隙，固定并磨减降低临床牙冠。

（4）𬌗因素所致关节疼痛：配合关节科医师制作𬌗板、用简单矫治器去除咬合干扰。

3.修复前正畸治疗

详见"一、修复前正畸治疗"。

4.其他

如外伤所致牙/牙槽移位的唇弓固定、牵引复位；因牙齿扭转、拥挤、错位等造成牙间隙，导致食物嵌塞、牙周乳头炎、牙龈炎的情况，也是 MTM 的适应证。

（四）MTM 常用矫治方法

1.活动矫治器治疗

该装置在小范围牙移动治疗中应用较多，如后牙𬌗垫式矫治器、舌簧式、弓簧式活动矫治器等。由于采用黏膜及牙齿共同作为支抗，有利于个别牙的调整移动，而且装置设计简单，易清洁，复诊操作调节容易。最适于前牙反𬌗、个别牙扭转、错位的改正等矫治（图 7-2），但不适于牙位、牙轴的精细调整，因为其移动牙齿的方式主要是牙冠的倾斜移动。

2.固定矫治器的应用

（1）固定舌弓或腭托：在磨牙带环腭侧焊舌弓或 Nance 腭托，在舌弓或腭托上附置弓簧、舌簧、牵引钩等可进行牙齿的唇（颊）向及近远中移动。适于牙齿错位、扭转、倾斜等的改正。该装置因固定在舌侧，比较隐蔽，不妨碍美观，但调节施力及对口腔卫生的维护较困难是其缺点。

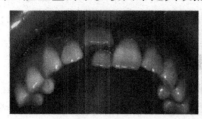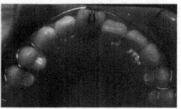

图 7-2　用活动矫治器唇弓改正多生牙拔隙后前牙复位

（2）局部弓：属于唇侧弓技术之一。在需矫治牙的局部牙弓的牙面上粘结托槽并设计局部弓丝，利用弓丝的弯曲及附设的弹簧附件、牵引力移动牙齿。适于局部间隙的关闭、扭转、基牙的竖直改正等。片段弓多采用方形丝，以便进行力的调整和牙移动方向的控制。

（3）局部牵引：利用橡胶圈、弹力线、结扎钢丝等加力移动牙齿。首先应在牙面粘结托槽或在唇面设计活动钩等，然后再轻力牵挂或结扎加力。多适用于关闭前牙间隙。但应注意在关闭前牙间隙时，绝不能直接将橡胶圈套入切牙邻间加力，这将导致橡胶圈滑入牙根部而致牙齿脱落。

（4）简单多托槽固定矫治器：如 2×4、2×6 技术等。可以运用轻力首先矫治错位牙，阻断不良咬合干扰。最适用于前牙的竖直、前牙反𬌗的改正、牙位的微小调整，以及咬合的打开等。

3.功能性矫治器治疗

（1）前牙平面𬌗板：适用于下切牙过长的深覆𬌗的治疗。通过前牙平面𬌗板压低并抑制下前牙生长，同时也有让后牙伸长的作用。但应注意，由于成年人关节及牙周的适应范围已不如青少年，平面设计不宜太厚，打开的高度不宜太大，特别是对于有牙周病的前牙，使用前牙平面𬌗板更应十分慎重和小心。

（2）斜面导板：常用的为下颌斜面导板。适用于牙周健康无疾病的个别前牙及牙-牙槽性前牙反𬌗，反覆盖小、反覆𬌗较深的病例。矫治中应注意斜面角度的调整并注意设计中应包括较多的下切牙，甚至后牙增加𬌗垫以利于固位、支抗和减小创伤。

（3）舌挡：适用于有吐舌、吐物习惯的成人患者矫治后保持及功能训练。

4.其他

（1）邻面去釉：在某些牙扭转、拥挤的情况，可以通过少量的邻面去釉获得间隙。对于后期要进行修复的牙齿，可以根据情况进行较多量的片切以便于后期的牙面形态修复。但片切的多少应与修复科医师会诊后再定。

(2)正位器：一般用做常规全面正畸治疗的矫治后期，进行牙齿的小范围最后调整及保持。在MTM治疗中，对一些个别的错位轻微的牙齿也可采用该装置进行矫治。

(3)透明塑胶矫治器：利用压膜式透明塑胶保持器的塑料基板作为基托固位，通过粘结附件、局部剖断、牵引进行牙移动。适用于关闭中切牙间隙，以及个别牙错位的微小牙移动矫治(图7-3)。

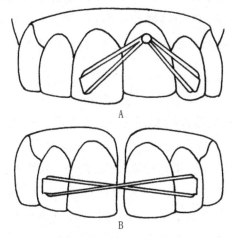

图7-3　透明塑胶矫治器(Essix技术)的应用设计
A.牵引助萌低位中切牙；B.关闭上中切牙间隙

(4)无托槽隐形矫治器：其形态及作用原理类似正位器，是一种计算机辅助设计和制作的透明塑胶活动矫治装置，不使用托槽和弓丝，而是通过一系列装置，不断地小范围牙移动，达到矫治错𬌗畸形的目的，适于成人患者，特别是对托槽矫治器有心理负担或特殊职业患者。

第三节　成人颌面创伤复位术后的正畸治疗

口腔颌面部创伤是口腔临床常见的急诊类型，尤其是随着汽车和交通运输事业的飞速发展，由交通事故造成的口腔颌面部创伤比例逐年上升，并以成人多见。严重的口腔颌面部创伤多伴随有牙槽突、上下颌骨、颧、鼻、眶，甚至全面部的骨折，往往会造成牙列的移位或咬合关系的错乱。因此，恢复患者受伤前稳定的咬合关系是治疗口腔颌面部创伤最重要的指标之一。

一、急诊复位

对于外伤后上下牙齿咬合关系能基本对合复位的大部分患者,在治疗颌面部创伤时,有经验的颌面外科医师会根据患者的牙列咬合关系将移位的颌骨复位、固定,经过规范临床诊疗程序治疗后,基本恢复患者原有的咬合关系及咀嚼功能。此类患者,如无牙𬌗畸形矫治意愿,咬合代偿恢复好者,可不需要后续的正畸治疗。但急诊手术中,为协助咬合的对位,则常需正畸医师配合,如指导复位脱臼牙、局部牙粘结托槽固定松动牙、协助制作固位咬合板、弯制牵引弓杠以配合固定及牵引等。

二、愈合期导引

对于部分严重口腔颌面部创伤患者,急救手术往往仅解决了止血、骨的修整、复位等症状,由于无法顾及咬合问题,常可造成术后咬合关系不良。对于术后整体骨位尚未完全对合,但牙无严重丧失、松动,牙列基本完整而仅表现为咬合错位的患者,在其伤情稳定,患者可配合张口操作(一般 4～6 周)后,可考虑通过正畸牵引,即通过在牙弓上分段固定(托槽/弓丝)的牙间/颌间牵引力,诱导颌骨断端复位。此时,正畸治疗的目的和作用,是期望通过牙列咬合的恢复,导引骨的重新对位愈合,从而矫治颌骨创伤畸形。部分患者初次手术时采用的是颌间拴丝固定,没有采用坚硬内固定。临床经验表明,对于这种患者,如果就诊时与初次手术间隔时间不长(不超过 16 周),那么由于骨断面的愈合还仅为临床愈合,骨痂的密度仍然低于正常骨皮质,此时可以尝试通过适当的颌间定向牵引使错位愈合的骨块向正确位置缓慢移动,其组织改建过程可能类似于牵张成骨。临床上部分患者通过这类牵引即可基本或大部分解决颌骨错位的问题,然后只需后期的正畸治疗就可以恢复患者的咬合关系。但如果患者是在初次复位术后 5～6 个月才来就诊,那么这个时候骨断面已达到组织学上的骨性愈合,只能通过正畸-二次复位手术联合治疗来解决严重的错位愈合并恢复咬合关系。

三、正畸代偿、二次手术及修复治疗

对于严重粉碎性骨折所致的牙颌畸形的处置,正畸治疗一般应待骨伤稳定后再进行(至少 10 周)。一般而言,造成术后咬合关系不良的原因主要有以下 2 种情况:①颌骨骨折没有复位或未能精确复位,如受医疗条件限制、上下颌骨多块粉碎性骨折或部分牙列缺失造成手术精确复位困难,或术后固定不良导致骨块移动等;②髁突颈部的高位骨折或粉碎性骨折,未能正确复位固定或无法复位固定的。这种情况下即使术中将上下咬合关系对合好,术后由于髁突骨折部位的改建、吸收,造成下颌升支高度缩短,就会逐渐出现后牙早接触,继而导致下颌在升颌肌群的作用下以早接触后牙为支点发生顺时针旋转,造成下颌后缩,前牙开𬌗。

(一)因错位愈合原因造成的术后咬合不良的矫治

1.正畸代偿

如果只是局部的咬合不良,如少数牙颊舌向错位或垂直开𬌗等,可考虑通过牙列矫治、颌间牵引,并结合调𬌗、修复等方法完成治疗,一般都可以达到满意的疗效。

2.二次手术

对于颌骨严重错位愈合所造成的咬合不良,一般只能通过二次手术,并结合术前、术后正畸治疗来矫治。其大体原则和方法与正颌外科的术前、术后正畸治疗基本一致,但仍有一些需要特别考虑的细节。

首先,正畸医师需要与外科医师仔细分析患者骨块的错位情况,通过模型外科的精确分析和预测来共同制订手术方案,保证术后取得稳定的咬合关系。应该注意,颌面部创伤患者咬合恢复的目标是受伤前患者经过长期磨耗已适应的稳定咬合关系,而不是常规正畸治疗中所要求达到的目标。

其次,由于这类患者的手术方案常常可能涉及多个骨块的移动和重新定位,正畸医师应该首先利用面弓、𬌗架准确转移患者现有的咬合关系及髁突位置,然后根据已制订好的手术方案切割模型、模拟患者的颌骨移动,借此了解术前正畸应达到的要求。由于患者受伤前存在稳定的咬合关系,因此术前正畸一般不需要很多的牙齿移动,有时仅需要少量调𬌗即可完成。

最后,当术前正畸达到手术要求后,再次精确制取患者的咬合模型,按照手术方案完成模型,然后制作定位𬌗导板及稳定弓丝。如果手术涉及同一颌骨内的部分或分块移动,那么就需要在模型上完成稳定弓丝的制作,这与上、下颌前后部的局部骨切开手术类似。术后固定、功能训练,以及术后正畸治疗同正颌外科患者。

(二)因关节损害原因造成的术后咬合不良的矫治

对于这类患者,首要的问题是要尽早消除不良咬合(尤其是后牙早接触)对患者髁突改建的病理性刺激,让患者的髁突在生理性的功能负荷下,依靠机体自身的修复能力完成吸收、改建,从而使髁突最终稳定于关节窝的最前、最上方的位置,以承受生理负荷。

1.确定 CR 或 ACP 位

临床上可以先通过手法暂时确定一个患者的 CR 位,然后转移颌位关系,制作稳定𬌗板,嘱患者全天佩戴(包括进食)。每次复诊时应根据髁突改建后咬合出现的变化适时调磨𬌗板,始终保持 CR 位时下牙列与𬌗板咬合面均匀接触,前伸及侧方运动时后牙脱离咬合接触,从而消除患者的咀嚼肌异常收缩,保护患者的髁突不受到病理性的刺激或损伤。直到连续数次复诊患者咬合关系均无明显变化,X 线片或 MRI 表现为髁突表面形态光滑,骨皮质连续、完整,负荷试验阴性,那就说明患者的髁突改建基本完成,已建立稳定的、能够承受生理负荷的 CR 或适应性正中姿势位(adapted centric posture,ACP)位(因部分患者盘-突关系已破坏,因此不能称之为 CR,只能称为 ACP),今后的所有治疗都将以此作为建𬌗基础。

2.二次手术

当患者建立稳定的 CR 或 ACP 位后,正畸医师需和外科医师会诊,共同决定下一步的治疗方案。如果患者下颌升支高度显著缩短,导致前牙开𬌗严重,下颌顺时针旋转明显,严重影响患者的面型及咬合功能,那么二次手术往往不可避免。一般在完成术前正畸的基础上,可以通过 SSRO 手术逆时针旋转下颌骨,恢复下颌升支高度,改善下颌后缩,矫治前牙开𬌗。这种由于髁突骨折、吸收引起继发性开𬌗的患者,由于手术只是将下颌升支恢复到原有高度,因此咀嚼肌并没有被拉长,所以一般不需要上抬上颌骨,这与原发性长面综合征或骨性开𬌗的手术原则不同,后者常规应考虑双颌手术。如果患者下颌升支高度缩短不明显,下颌顺时针旋转较少,对外形影响不大,那么在患者建立稳定的 CR 或 ACP 后,也可考虑通过微种植钉支抗(MIA)压入早接触的后牙,结合多曲方丝弓(MEAW)技术,调整𬌗平面,矫治前牙开𬌗。

3.修复处置

很多外伤导致关节损害及牙列缺失患者,由于牙的代偿不可能达到解决咬合对位及稳定的咬合运动,最终咬合的建立和功能的恢复都应通过修复来解决。在确立了患者正确的 CR 或 ACP 位,以及通过正畸使上下牙弓形态达基本协调后,最后再由修复科完成治疗。

总之,对于严重颌面部创伤术后咬合不良患者的正畸治疗,应该由多学科医师协作,根据造成患者术后咬合不良的原因及严重程度采取相应的治疗措施,尽量将患者的咬合关系恢复到受伤前的稳定状态。

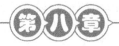

唇腭裂畸形序列治疗

第一节 唇腭裂治疗的现代概念

近年来,在我国新生儿的出生缺陷中,唇腭裂已经上升为第一位,其患病率约为 1.82‰。唇腭裂是颌面部常见的先天发育畸形,其病因复杂包括遗传和环境等因素,传统的治疗是手术修复。最早的关于唇裂修复的文字记载是《晋书》,有近一千七百年的历史。尽管近几百年来手术方法不断完善,但是手术以后,唇腭裂患者仍会存在较明显的颜面及牙颌的畸形,同时还伴有其他的口颌面功能异常及健康问题。唇腭裂术后存在的诸多问题,使得其治疗相对复杂,单科专家的工作很难使患者获得理想的治疗结果。为使患者获得良好的颌面形态,口颌系统功能,理想的生理、心理健康,需要多学科专家协同工作,对于唇腭裂的治疗目前一致认为应为序列治疗。

一、唇腭裂的序列治疗

唇腭裂患者由于先天畸形和继发的一系列问题,常使多学科医师参与治疗。但是很长时间里,对于唇腭裂患者的治疗涉及的各学科之间缺乏联系和全面统一的治疗计划。错𬌗畸形的治疗常在恒牙期后才开始治疗,治疗结果常不甚满意。20 世纪 30 年代,英国的正畸医师 Cooper 发现了唇腭裂患者的错𬌗畸形很难仅由正畸医师独自治疗而达到满意的效果,于是提出了对唇腭裂患儿的综合治疗,并创立了第一个唇腭裂的治疗中心。由于唇腭裂综合治疗概念的提出,各地唇腭裂治疗中心相继建立,唇腭裂治疗中心的各科专家密切配合,提高了患者的治疗效果,早期正畸治疗及综合治疗的优越性逐渐被广泛接受。唇腭裂综合治疗的概念提出已有近百年的历史,近年来许多学者对唇腭裂患者的生长发育情况、各方面存在的问题,以及各种治疗对患者产生的不良影响有了较深入的研究和认识,综合治疗的内容及程序逐渐规范化,不断完善,逐渐形成特定的治疗程序。

唇腭裂的综合治疗是有顺序的,所以又称为唇腭裂的序列治疗,各步骤之间紧密相关。唇裂修复术的改进,鼻成形术的加入,以及手术医师技术的提高,使唇裂修复不再是简单的缝合,唇部肌肉缝合的更理想,达到口、鼻部功能整复。婴儿早期的整形治疗,解决了婴儿的喂养困难,同时促进了上颌骨的改形。随着麻醉技术的提高,使得腭裂修复时间提前至 1～2 岁,使患儿在开始学习语言之前即具备较好的发音条件,为形成正确的发音习惯提供了条件。医师们逐渐认识到手术创伤对唇腭裂患者的颅面生长发育产生严重影响,不断改进手术方式、减少手术创伤。耳鼻喉医师参与解决唇腭裂患者极易发生的中耳疾病问题,语音病理学家及语音师可以在儿童学龄前进行语音训练,纠正患儿的不良发音。乳牙期、替牙期错𬌗畸形的矫治,促进了患者的颌骨发育。替牙期的牙槽骨植骨使上颌连成整体,稳定了矫治效果,并为恒牙期唇腭裂特征性错𬌗的矫治创造了条件。正畸治疗配合修复及外科正畸,可以使患者获得较理想的𬌗状态及外貌。心理医师可以及时解除患者由于容貌及语音等障碍而产生的心理问题。使得经过序列治疗的唇腭裂患者得到较理想的矫治。

近年来,国际上多中心的研究较多,旨在寻找最佳的治疗程序,但是由于影响唇腭裂综合治疗结果的因素较多,目前仍未有严格统一的程序,各中心间仍会存在一些不同。

(一)唇腭裂序列治疗概念

在唇腭裂患儿出生到生长发育完成期间,多学科专家循序渐进的实施动态、连续性的观察与治疗,最终使患者在形态、功能和心理上,均能达到与正常人一致或接近一致的治疗目的。

(二)唇腭裂治疗小组组成

唇腭裂小组的组成各种各样,不同的地区、国家存在差别。完善的治疗中心一般包括产科医师、儿科医师、颌面外科医师、整形外科医师、正畸医师、耳鼻喉医师、语音治疗师、牙科医师、修复科医师、心理学医师、社会工作者及遗传学家等。唇腭裂小组中外科医师无疑起着重要的作用,但是随着序列治疗的开展,外科绝对主导唇腭裂治疗的模式已经改变,语音病理专家和正畸医师对于唇腭裂患者获得最终的理想治疗效果起着越来越重要的作用。

现代唇腭裂的序列治疗更加体现对患者的关怀,并关注患者远期的治疗效果。美国唇腭裂颅面协会承担了建立一个有利于唇腭裂患者复原体系的责任，并公布了其指导性评价标准的内容，肯定了多学科治疗的模式，并且鼓励建立更为体现关怀的治疗程序和时间的安排。强调序列治疗应最大可能地保证患者的长远利益和生长发育。唇腭裂患者应具有理想的发音、良好的咬合关系与面部美观以及健康的心理等。

二、唇腭裂序列治疗的模式

唇腭裂序列治疗从 20 世纪 30 年代 Cooper 医师提出综合治疗的概念以来不断发展，治疗程序不断完善和规范，但是至今为止，唇腭裂序列治疗的程序和组织模式在世界范围内仍存在不同。

(一)序列治疗小组的工作模式

唇腭裂序列治疗小组工作的模式有以下常见的 3 种。

1.单科专家为主的小组

单科专家为主的小组是以一个学科的多名专家为主组建，各医师的专业方向较一致，但又各具一定的专业特长。成员完成独立的检查评价并互通信息，根据每人的专长完成对患者的治疗。小组成员是在一个治疗原则下，从不同研究角度开展工作。

2.多科组合式小组

多科组合式小组是参与唇腭裂治疗的专家在某区域的唇腭裂治疗中相互合作但又相对独立。各专家之间的联系是松散的，每个专家主要负责针对本专业问题制订计划，与其他专家间的沟通与交流相对较少，在治疗方案的执行中也常有分歧。

3.多学科间协作式小组

多学科间协作式小组是指各科专家组组成紧密的同事关系的治疗小组，共同完成对患者的检查、评价和治疗计划的制订。每位专家的意见仅供参考，最终制订出为大多数医师所接受的治疗方案，小组成员共同完成治疗计划的实施。

对于唇腭裂小组的工作，应该有一个机构负责组织和协调患者的治疗安排。现代的序列治疗概念强调对于患者治疗的妥善安排，而不提倡仅仅是建议患者完成治疗。成功的唇腭裂序列治疗应将患者家庭及社会纳入治疗组中，才能确保患者能够完成治疗，从而减少治疗的复杂程度及治疗的费用。对于唇腭裂小组的工作，美国唇腭裂颅面协会提出了一个评价标准，基本要求有 8 项，补充要求有 36 项，详细规范了唇腭裂治疗小组的工作要求。

(二)序列治疗的不同模式

对于序列治疗的程序,不同的地区或中心也有不同。国际上有以下几个具有代表性的中心及模式。

1.Semb(Oslo)模式

唇裂与硬腭裂修复分2次进行,不进行唇裂术前矫形治疗。20世纪50—60年代时腭裂修复在3~4岁进行,20世纪60年代后改为在患儿18个月时进行;尖牙萌出前植骨;25%的患者在上学前进行咽后壁瓣手术;乳牙期不进行正畸治疗,1/3替牙期需要前方牵引;需要固定保持。

2.Zurich模式

唇腭裂手术前进行颌骨整形治疗,上颌腭托平均戴用16~18个月,软腭裂修复在18个月,推迟硬腭裂手术时间至5岁,以使上颌最大限度地生长。对于此模式,也有许多批评意见,如腭托长期戴用的困难、对语音的不利影响等。

3.Kernahan-Rosenstein模式

Kernahan-Rosenstein模式是美国西北大学唇腭裂中心的治疗程序。婴儿出生后应进行上颌骨整形治疗,腭部裂隙减小后行唇裂修复及牙槽突一期植骨,腭裂修复在1岁内完成。该中心经过35年纵向研究及与其他中心的对比认为,该中心治疗模式所获得的治疗结果优于其他中心。

4.Dallas模式

最重要的特点是唇裂修复同时进行鼻修整,并需考虑长期的美观效果。其大致的模式为3个月完成唇鼻修复、6~9个月进行两瓣法腭裂修复、5岁唇鼻二期小修整(35%)、7~9岁二期牙槽突植骨、12~18岁完成鼻成形术及其他软组织修复、生长发育停止后完成正颌外科手术(20%)。

5.纽约大学Grayson-Cutting模式

由于唇腭裂患者存在异常的鼻部解剖、鼻软骨畸形、鼻中隔和鼻小柱偏斜等,传统手术治疗难以使唇腭裂患者获得良好的鼻的美学效果。该治疗模式开始于20世纪90年代,在唇裂修复前应用腭托加鼻托完成唇、颌骨及鼻的整形和鼻软骨的延长。减少了鼻畸形的手术次数,为第一次唇鼻的修复创造条件,术后瘢痕较少且鼻形态稳定。

三、序列治疗内容与程序

对于唇腭裂患者序列治疗的具体程序和手术方法,每个治疗中心或小组具有自己的特点,但是对于患者序列治疗的内容基本一致。

(一)婴儿早期整形治疗

对于单、双侧完全性唇腭裂患者,1954年英国的McNeil医师首先提出了采用婴儿期整形治疗的方法,矫正唇腭裂患儿的颌骨移位。患儿出生后1个月内戴入一个活动的上颌腭托矫治器并在唇部佩戴弹力带。在肌肉力的作用下,使患者的上颌达到一个改形作用,使腭裂裂隙减小。上颌骨各段靠拢并形成光滑的弧线。该矫治器在唇裂修复术前、术中、术后均需戴用,直至颌骨改形完成。腭托可以随着患儿的生长发育而不断更换。也有不少学者认为唇腭裂患儿没有必要经过这一期矫治。他们认为婴儿期的整形治疗并不能减少日后对正畸治疗的需要。婴儿期的整形治疗增加了患者的正畸治疗时间。

(二)唇裂修复术

对于唇裂的修复,大多数医师仍然遵循Thompson 1912年提出的修复时间,即出生10周、体重约4.5 kg、血红蛋白含量为10 mg/mL。该标准经受住了时间的考验,减少了患儿手术的风险。也有不少学者提倡及早进行唇裂手术,以减少对父母的心理创伤,建议出生后几天即做唇裂的修复。他们认为此时由于新生儿体内胶原水平高,手术瘢痕会减少,同时此时患儿血红素及血浆中皮质醇水平高、耳部及呼吸道感染尚未发生,尽早修复唇裂对喂养也有利。但是,尽早手术的远期效果并不确定,但是手术操作困难且麻醉风险较大。目前,学者们均认为只要有较好的麻醉,唇裂修复可以尽早进行。

对于唇裂裂隙较大者,可采用唇粘连术(仅手术缝合皮肤层),使裂隙减小。同时,可以应用这个力使上颌牙弓排齐。应用唇粘连术的患儿的唇裂修复可在5个月后进行,裂隙减小后较有利于唇部肌肉结构和功能的恢复。

(三)腭裂修复

腭裂的修复是唇腭裂患者治疗的关键。关于腭裂的修复时间,学者们一直争论不休。腭裂修复需要兼顾上颌生长发育与语音发育2个方面。及早关闭腭裂裂隙,可以为唇腭裂患儿创造有利的语音条件。但是,过早的手术,由于手术的创伤及瘢痕等因素,又会对唇腭裂患者的颅面发育造成不良的影响。20世纪20年代腭裂修复常在出生6个月之内完成,产生了严重的后果。之后为了减少对上颌生长的不利影响,手术曾延至5~9岁完成(上颌发育完成90%),但是手术延迟会对患者语音发育造成不良影响,为了减少语音问题患者术前需佩戴上颌阻塞器。后研究者提倡推迟硬腭修复至2~3岁,先行唇及软腭修复以减少对语音发育及上颌发育的不良影响。但是临床实践中外科医师还是多数选择患儿18~24个月时行软硬腭的腭裂修复,而不需佩戴上颌阻塞器。

关于腭裂手术对上颌发育的影响,目前普遍认为腭部瘢痕与上颌发育受限关系紧密,而手术翻瓣所致的暂时供血障碍不会对上颌发育造成影响。较大的瘢痕说明修复时腭裂较宽,翻瓣较大,影响显著。腭裂术前的情况对手术及预后的影响明显。

(四)耳鼻喉疾病的治疗

唇腭裂患儿由于畸形的影响,常存在咽鼓管功能不良与中耳负压。咽鼓管功能不良是唇腭裂患儿患中耳疾病的主要原因。咽鼓管的主要功能是通气、保持压力平衡、引流和保护作用。对唇腭裂患者来说,咽鼓管的通气功能尤为重要(对于听神经细胞的发育)。唇腭裂患者由于功能不良等多种机制可以出现中耳渗液,咽鼓管阻塞或开放,鼻咽部的分泌物可以直接进入中耳。几乎所有的腭裂患儿均有分泌性中耳炎,由于儿童易于细菌感染,许多孩子还会出现化脓性中耳炎和反复的上呼吸道感染。患者会有鼓膜穿孔,有时需要放置鼓室通气管或鼓膜切开术。有些患者虽然已放置了鼓室通气管且听力发育良好,也会不断出现中耳疾病甚至不可逆变化(如珠光瘤)。在唇腭裂患者幼年期耳鼻喉医师的定期检查和治疗是不可缺少的,以避免听力的丧失。

(五)语音训练

腭裂修复术后为正常的发音创造了条件。许多研究表明,听力正常的唇腭裂患儿如果在 2 岁前完成腭裂的修复,很少产生显著的代偿性发音。但是,有少部分患儿由于软腭肌群功能欠佳,以及存在不良的发音习惯,可能会导致患儿"鼻音过重""鼻息声流失"及构音异常等腭裂语音特征。对于这种患儿,语言病理学家和语音训练师应尽早介入,在 2.5～3 岁做初步的语音评估,决定语音训练的方向。

(六)牙槽嵴植骨术

牙槽嵴植骨术是 20 世纪 50 年代由欧洲兴起的。最初是应用自体肋骨的一期植骨,即在婴儿早期唇裂修复时同时进行牙槽骨植骨。但学者们逐渐发现一期植骨后,患儿虽然上颌联成整体,但其颌面部发育受到严重影响。20 世纪 70 年代后期,多数学者采用了牙槽裂的二期植骨。目前,认为二期植骨的最佳年龄是 9～12 岁,尖牙牙根发育在 1/2～3/4。许多研究表明,在恒尖牙萌出之前进行牙槽突植骨,植骨的成功率较高,随着尖牙的萌出,植骨成功率显著下降。

(七)正畸治疗

唇腭裂手术虽然关闭了唇腭部裂隙,但是手术对颌骨的创伤及手术后瘢痕组织的挛缩会对患者的颌骨,尤其是上颌骨的发育产生不利的影响。随着患者生长发育的进行、、颌、面的畸形逐渐表现出来并加重,多数孩子均需要进行正畸治疗,完成牙列的排齐、刺激颌骨的生长、矫治不良的颌间关系以获得理想的咬合关系和口颌系统功能,随着医学的发展、序列治疗的不断完善,正畸治疗在唇腭裂序列治疗中所起的作用日益重要。

(八)正畸-正颌联合治疗

在唇腭裂患者中,有部分患者由于上颌发育很差伴随下颌发育过度,需要通过手术的方法协调颌间的关系、获得良好的咬合关系和面部平衡。正畸-正颌联合治疗的患者需要等到生长发育基本完成时开始治疗。

(九)心理治疗

唇腭裂孩子的出生给父母家庭带来很大压力,一些家庭能很快适应并很好地处理相关事宜,而有些家庭却很难适应。父母的紧张和压力感也会给唇腭裂患者带来压力。许多研究表明唇腭裂患者常会因很早即开始进行各种复杂的治疗,存在一些诸如牙殆畸形、颌面畸形和语音问题,而更易产生心理与社会问题。但是,许多唇腭裂患者能够保持良好乐观的心态,并能很好地适应社会。社会心理学家的工作就是指导家长和唇腭裂患者处理产生的相关问题:教会患者学会与同龄人友好相处,教会患者怎样回答别人关于面部瘢痕和语音问题的询问,学会应对来自别人的嘲笑和恐吓等社会学技巧,以获得更好的调节、适应能力及社会认可。

(十)修复治疗

唇腭裂患者中先天缺牙的患病率高于非唇腭裂人群,尤其以裂隙侧的侧切牙和前磨牙多见。另外,唇腭裂患者由于口腔的特殊环境还常有较高发的龋病,也易导致牙齿的早失。患者进入恒牙期后需要进行综合的设计,对于有些缺失牙需要进行修复治疗。随着牙槽突植骨和正畸治疗的广泛开展,有相当部分患者裂隙处侧切牙缺失的间隙可以通过正畸关闭,而不再需要进行侧切牙的修复治疗。

(十一)二期修复

无论外科医师手术方法和手术技巧多么高明,随着患儿的生长发育,多数需要进行唇及鼻的二次修整。唇腭裂的患者由于鼻软骨发育受影响显著,尤其双侧唇腭裂患者常存在鼻尖的塌陷、鼻底的宽扁等。腭裂修复完成后部分患者存在腭咽闭合不全而产生过高鼻音,影响患者正常的语音。经过鼻咽纤维镜的检查诊断后,一些患者需要进行咽后壁瓣修复手术缩小咽腔,以利于腭咽闭合的完成。

第二节　唇腭裂牙颌畸形的特点

一、颌骨发育异常

关于唇腭裂患者颌骨的发育研究很多,无论是手术前还是手术后,患者的颌骨发育与正常人相比都有差异。一些差异来自畸形本身,另一些差异来自手术的影响。

(一)手术修复前的婴幼儿颌骨发育

对于唇腭裂患者手术修复前颌骨发育的研究很多,最著名的是丹麦关于唇腭裂患者儿童期的颅面形态系列研究。

1.唇裂

未手术修复的唇裂患者,颅面形态基本正常(除外前颌骨区域的小畸形)。患者的前颅底长度、上颌长度与位置、下颌的长度等均正常。双侧完全唇裂前颌骨前突显著,单侧完全唇裂的前突不显著但是存在不对称;不完全性唇裂前颌骨的前突可以忽略。

2.腭裂

腭裂是胚胎发育中由于腭融合出现问题所造成。未经手术的腭裂患者的主要颅颌形态异常是上颌骨长度减小,上颌后部高度减小,上颌位置靠后,上颌及鼻腔宽度增大和下颌长度减小,位置靠后但是上、下颌间关系正常。

3.唇腭裂

单侧完全性唇腭裂患者表现出上颌骨后部长度及高度减小、上颌基骨位置靠后但是前颌骨前突、上颌及鼻腔宽度增加、前颌骨向唇腭裂侧突、下颌骨短而后缩。双侧完全性唇腭裂患者表现出前颌骨相对于上颌骨基部及前颅底前突、上颌基骨长度减小且后部高度减小、上颌及鼻腔宽度显著增宽、下颌骨短且后缩。

唇腭裂患者手术前颌骨的前突可能是由于患者局部结构缺乏整体性,造成鼻-犁骨区过度生长。而存在腭裂的患者均表现出下颌骨短小和后缩,可能与原发畸形有关或者是继发的功能性适应。

(二)未手术成年患者的颌骨发育

关于未经手术修复的唇腭裂患者的颅面生长及形态的著名研究是英国学者

Mars 等的斯里兰卡研究。

1.单侧完全性唇腭裂

未经手术的成年单侧完全性唇腭裂患者表现为上颌唇侧段的前突、前牙覆盖大、上前牙唇倾、上颌小段向内的塌陷很轻,少见后牙的反𬌗。X 线检查表明前颅底正常、上颌相对下颌前突、没有上颌后缩的病例,其牙弓形态更像 V 形,越靠前越缩窄。

2.双侧完全性唇腭裂

未经手术的双侧完全性唇腭裂患者表现为前颌骨显著的前突和上切牙严重的唇倾。上颌骨的前上和后上高度减小、下颌升支短。患者鼻中隔短、鼻底宽大。

3.单纯腭裂

患者表现为相对正常的颅面形态。上、下颌牙弓关系基本正常,但是其颅面生长较唇腭裂患者更多表现出内在的生长异常,上、下颌均后缩。患者的上颌牙弓宽度小于非裂者,可能是对相对较小下颌的适应。

(三)唇腭裂修复与牙槽突植骨对上颌骨发育的影响

除了唇腭裂患者内在的生长发育问题之外,唇腭裂的修复手术也会造成患者颅面生长发育的受影响。

1.唇裂手术影响

唇裂修复后,唇腭裂患者的前颌骨在肌肉的作用下发生改形,前颌骨的突度恢复正常,单侧唇腭裂患者的前颌骨及鼻中隔向裂隙的偏斜也减轻,上颌骨的侧段向裂隙塌陷致使上颌宽度减小。上颌侧段近中向中线的塌陷导致上颌尖牙区宽度显著减小。

2.腭裂手术影响

长期以来腭裂手术对患者颌骨发育的影响引起了较多的关注。普遍认为腭裂手术时造成的血供问题一般对颌骨发育影响不大,影响主要来自腭部瘢痕及其挛缩,其产生的影响主要是上颌骨长度及宽度减小,且相对于颅底后缩,牙弓向中线塌陷造成前后牙的反𬌗。腭裂修复的手术方法、手术时间及手术医师的技术都会对上颌发育产生影响。

3.牙槽突植骨

早期牙槽突植骨是 20 世纪 50 年代开始于欧洲的,与唇裂前整形治疗联合使用,以起到稳定上颌骨的作用。但是,20 世纪 70 年代后发现,早期牙槽突植骨会使患者上颌骨的垂直向及水平向生长受到更大的不良影响,患者更多出现前牙反𬌗,后牙反𬌗也较频繁出现,表明早期植骨对上颌的稳定作用有限。因此,多数学者建议将牙槽突植骨手术时间推迟至 9～11 岁以减少对上颌骨产生的不良影响。

4.完全性唇腭裂修复后患者颜面形态

许多研究表明唇腭裂修复完成的患者表现出一些颅面形态的异常,受影响最大的是上颌骨三向发育均受到显著影响:①颅部形态异常,如 BCLP 患者后颅底平面更平且短;②BCLP 患者面部及鼻部宽度增大;③上颌位置靠后,上颌进行性后缩,BCLP 患者前颌骨前突,但是上颌骨后部位置更加靠后,使得 BCLP 与 UCLP 患者面部突度相似;④下颌后缩、下颌平面高角且下颌角钝;⑤前下面高增大,后面高减小,但是也有研究表明,唇腭裂修复后患者的面部高度个体间差异较大,虽然 UCLP 和 BCLP 均表现出面高均值大于非裂者,但是 2/3 患者的面部高度是正常的;⑥面部生长型不同于正常 Bolton 标准等;⑦唇腭裂患者腭平面顺时针旋转。

二、牙齿异常与牙量骨量不调

(一)牙齿的异常

在唇腭裂患者中牙齿异常情况较多见,如牙齿形态异常、牙齿数目异常等。

1.先天缺失牙

唇腭裂患者牙齿缺失常见,恒牙的缺失较乳牙更常见,有报道恒牙缺失率为25.7%,乳牙缺失率为8.3%。最易缺失是裂隙附近的牙齿,以侧切牙为主,但是远离裂隙的第二前磨牙的缺失也较常见。另外,患者经常出现第二前磨牙的钙化和发育的异常。其第二前磨牙在 6 岁时才开始发育,即在正常情况下该牙钙化开始后的 3～5 年。替牙期检查时,常使医师误认为该牙缺失。所以,对这种患者应进行长期的观察、随诊,不断修改治疗计划,按照唇腭裂的严重程度和乳、恒牙的发育情况决定治疗。

2.额外牙

与非裂儿童相比,唇腭裂患者额外牙的发生率较高,这些牙经常出现在腭裂隙的附近,一些萌出于口腔中,另一些埋伏于上颌骨内,它们的形态、大小及位置各异。这些牙经常是为了方便正畸治疗而被拔除。但是,如果可以应尽可能保留这些牙,便于矫治器的固位以开展牙弓,同时有利于保留牙槽嵴。对于缺失上颌侧切牙者,可以保留额外牙,代替侧切牙的位置。

3.牙齿发育异常

唇腭裂患者也常出现融合牙、牙齿大小异常及位置异常。在单侧完全性唇腭裂,邻近腭裂隙的上颌中切牙经常出现较严重的扭转及钙化不良。双侧完全性唇腭裂患者的两个上中切牙也经常出现发育不良及扭转,它们的牙根常发育不足,不能支持牙槽骨。双侧完全性唇腭裂患者,由于前颌骨活动、组织缺损大,这个问题更严重。但是,不管怎样,这些牙齿都应尽可能早地矫治到正常位置上。

4.萌出异常

唇腭裂患者较易出现牙齿萌出的异常。Bjerklin 发现唇腭裂患者第一恒磨牙的异位萌出率约为 21.8%,远高于人群中 4.3% 的发生率。牙齿的异位萌出有遗传背景,第一恒磨牙的异位萌出主要由于其萌出方向近中倾斜,异位萌出常造成第二乳磨牙的早失,早发现并且及时治疗第一恒磨牙的异位萌出,可以避免乳磨牙的早失。另外,唇腭裂患者的尖牙较非裂儿童更易发生阻生,邻近侧切牙的情况和牙槽突植骨的时间对患者尖牙阻生也产生影响。

5.龋齿

唇腭裂儿童由于对自己面容及牙𬌗状况不满意,常导致他们忽视口腔卫生。有些患者即使重视口腔卫生,但由于他们存在较严重的牙𬌗畸形而影响口腔的清洁,加之牙齿钙化不良,容易产生龋坏。大面积龋坏牙及早失牙常常影响错𬌗畸形矫治的顺利进行和良好矫治结果的获得。对唇腭裂患者应该重视口腔卫生的宣教,同时不能忽视龋齿的预防及早期治疗。

(二)牙列拥挤

唇腭裂患者由于上颌骨发育不足,使得恒牙无足够的位置呈排齐状态。约半数唇腭裂患者存在显著的上牙列拥挤。

三、颌间关系不调

(一)横向关系的不调

唇腭裂患者由于腭部裂隙的存在,患儿在出生时上颌颌弓宽度较大,各种类型腭裂的上颌宽度依次为双侧完全性唇腭裂>单侧完全性唇腭裂>单纯性腭裂>正常人。在唇腭裂修复术后,尤其是乳牙全部出齐后,随着上颌骨骨段向近中的旋转,唇腭裂患者的上颌宽度逐渐缩小,此时,双侧完全性唇腭裂<单侧完全性唇腭裂<单纯性腭裂<正常人。乳牙期时单、双侧完全性唇腭裂患者常出现轻微的乳后牙的反,极少部分患者有严重的横向不调问题。但是,在完全性唇腭裂患者的颅面生长呈垂直型时,几乎没有上颌水平向的生长分量,即使患者的上颌不再缩窄,但由于下颌仍按正常的生长发育而逐渐变宽,上颌也相对变窄。这种宽度不调,有随着唇腭裂患者的年龄增长而加重的趋势。

另外,唇腭裂术后患者上后牙常腭向萌出或舌倾,即使在具有完全正常的上颌宽度的单纯腭裂患者,也会产生后牙段的反𬌗。完全性唇腭裂患者由于上颌骨宽度的发育不足,加之后牙的颊向萌出,常使患者在恒牙期表现出显著的颌间宽度不调。单纯性腭裂的后牙宽度不调,一般为牙性;而单、双侧完全性唇腭裂患者的后牙宽度不调,均有牙性及骨性成分。

(二)前后向关系不调

前颌突裂开的唇腭裂患者前颌骨的向前移位,出生时患者的上颌长度关系如下:双侧完全性唇腭裂>单侧完全性唇腭裂>单纯性腭裂=正常人。随着唇腭裂修复术的完成,使得患者上颌的生长速度减慢并发生改形,到乳牙期各类唇腭裂患者的上颌长度关系为双侧完全性唇腭裂>正常人≥单侧完全性唇腭裂≥单纯性腭裂。随着手术方法及外科医师手术技巧的改进,唇腭裂患者面中部发育不足的严重程度逐渐减轻。单纯性腭裂由于不累及上牙槽,牙齿-牙槽的代偿作用可以补偿先天上颌位置靠后产生的不良影响。双侧完全性唇腭裂由于前颌骨的显著前突,即使牙槽受累,在一定程度上也减弱了先天上颌后缩的影响,所以在单纯腭裂和双侧完全性唇腭裂患者中乳牙期前牙反𬌗率较低。随着生长发育,BCLP 患者前突的前颌骨逐渐回位,其与 UCLP 患者面部突度也逐渐接近。单侧完全性唇腭裂患者由于同时存在先天上颌后缩、腭部瘢痕及前部牙齿-牙槽受影响等因素,UCLP 患者更易出现前牙的反。

值得注意的是在对唇腭裂患者的前后向不调做评价时,应该首先明确唇腭裂患者在头影测量中代表前后向的标志点会发生错位,尤其是单、双侧完全性唇腭裂患者的 A 点、ANS 点及 PNS 点。完全性唇腭裂尤其是双侧完全性唇腭裂患者,在上颌实际长度发育不足时,有可能在 X 线头影测量中测到上颌前突的指征。所以,在考虑患者的前后向关系不调时,应该把前颌突的前突和牙齿的安氏Ⅲ类关系分开考虑。

唇腭裂患者颌间矢状关系的不调,随着年龄增加而加重,患者上颌骨的矢状生长几乎没有向前的成分,而下颌的生长基本正常。唇腭裂患者上颌位置较偏远中,同时恒切牙舌向萌出,这些都使患者替牙期及恒牙期前后向关系不调加重,即牙齿-牙槽的发育不足,加重了骨骼的不调。患者上切牙与前颅底平面角(Ui-SN)一般在 70°～80°,而正常人为 103°～106°,这样加重了前牙的反𬌗程度。

对于唇腭裂患者应注意以下两点。

(1)各种唇腭裂患者的下颌线性测量值均基本正常。在姿势位时,下颌相对于颅底呈现后缩,且下颌角增大。由于唇腭裂患者舌体较低,致使下颌向后、向下，以弥补上颌前后向的发育不足。所以，在唇腭裂患者具有正常 ANB 角的情况下，具有相对颅底后缩的面型。

（2）由于患者上颌垂直向发育不足，使得患者在尖窝交错位时产生过度闭合，使下颌向前上摆，产生前后向关系的不协调，看起来比实际更严重。这也是垂直向发育不足的另一种错误表现。所以，正畸医师应该非常注意患者的下颌姿势及位置，把它作为正畸治疗诊断分析的参照。

（三）高度不调

由于许多因素影响唇腭裂患者垂直向关系的判断，如 A 点、ANS 点及 PNS 点的畸变，以及周围骨组织关系的变化。所以，在测量唇腭裂患者的面高尤其是面中部高度时，应注意区分面高的增大是由于骨的生长，还是由于活动的前颌骨向下后调整。同样，唇腭裂患者的面部高度也随下颌姿势的变化而增减。正畸医师要把这些情况均考虑在内，综合分析其结果。

在唇腭裂患者存在的所有关系不调的问题中，垂直向关系不调是在较晚的几年里才逐渐表现出来的。在出生后的最初几年，患者上颌的垂直高度较大，这是本身发育过度的结果，而与前颌骨的旋转无关。在乳牙期，患者的垂直高度接近正常，垂直向关系的不调在替牙期开始表现出来。由于上颌垂直生长速度显著减慢，此时患者开始表现出面高的发育不足，而不是出生后早期所显示出的面高过度发育。由于单、双侧完全性唇腭裂均累及牙槽骨，加重了前颌骨向后下的旋转，使 A 点及 ANS 点偏离正常位置，腭平面由于后部垂直向发育不足而向前下倾斜。唇腭裂患者虽然上颌的垂直高度发育不足，可是其全面高却是正常或增大的，这与下颌的姿势及下颌角增大有关。上颌的垂直向发育不足及下颌向后下旋转，不但引起面高的变化，而且增大唇腭裂患者的息止𬌗间隙。正常情况下，牙齿-牙槽对面部高度不调起到一定的补偿作用，而唇腭裂均累及牙槽骨（单纯腭裂除外），减弱了这种补偿作用，加重了高度发育的不协调。

唇腭裂患者均存在不同程度的垂直向发育不足，患者在正中𬌗时过度闭合以利于获得多而稳定的𬌗接触。这样就容易造成下牙槽座点（B 点）及颏前点（Pog 点）的前移，增大了 SNB 角及面角，减少了 ANB 角，产生下颌的相对前突。唇腭裂患者一般均存在较明显的前后向关系不调，由于下颌的过度闭合，加重前后向关系的不调所产生的安氏Ⅲ类牙性或骨性关系，使得患者面型更凹。

值得注意的是，与唇腭裂患者上颌的垂直向发育不足而造成的前后关系不调相反，患者由于舌的低位，造成下颌位置的改变，下颌角增大，致使下牙槽座点及颏前点后缩，SNB 角减小，ANB 角增大，增加患者的面部高度。这个现象的产生掩盖了唇腭裂本身造成的前后向不调问题,可以看成是对正畸治疗的有利因素。由于上颌垂直向发育不足引起下颌过度闭合,产生的前后向关系不调加重了患者横向关系的不协调。唇腭裂患者面中部的高度不调问题应由正畸医师进行正确的分析。另外,在正畸治疗设计中,不要遗忘多数唇腭裂患者均存在下颌的问题,除了下颌的位置,还有下颌的牙齿-牙槽的过生长对上颌垂直发育补足起到的补偿作用。

(四)颜面及牙弓的不对称

单、双侧完全性唇腭裂患者,在出生时均会存在腭裂隙及上颌骨骨段的移位。唇腭裂手术后,上颌颌骨段改形、靠拢。在乳牙萌出后,50%的单、双侧完全性唇腭裂患者,会出现不同程度的上颌牙弓不对称,这是上颌骨骨段向近中移位的结果。而单纯腭裂则没有以上变化。Cooper 医师认为唇腭裂患者下颌牙弓的排列或对称性与非裂儿童没有差异(小颌畸形综合征除外)。国内学者对单侧完全性唇腭裂患者的研究发现,单侧完全性唇腭裂患者的下颌牙弓对称率也下降,上下牙弓中线约 92.1% 不一致。值得注意的是,唇腭裂患者由于上颌的异常,其下颌的牙齿-牙槽复合体对上颌起到一定的补偿作用。上颌牙弓严重缩窄的患者可以见到下颌后牙的舌倾。研究还发现单侧完全性唇腭裂患者形态的异常不仅存在于牙弓,上、下颌骨及颜面的不对称也存在。UCLP 患者的下颌相对于非裂者更加偏斜,且随着生长发育而加重。

第三节　正畸在唇腭裂畸形系列治疗中的作用

在唇腭裂的序列治疗中,正畸医师早已被证明是不可缺少的重要角色。正畸医师不仅完成唇腭裂各发育阶段的正畸及整形治疗,更重要的是他们是唇腭裂患儿上颌发育的保护者。正畸专业的特点使正畸医师更加具有长期治疗的观念,这有助于唇腭裂小组选择对上颌骨发育更有利的治疗技术、程序及治疗时间。同时,正畸医师对患者资料的系统收集为唇腭裂治疗的研究提供保障,为多中心、纵向研究创造条件。

正畸治疗贯穿了唇腭裂畸形系列治疗的始终,唇腭裂患者正畸治疗的目标与正常儿童是相同的,也要达到良好的功能、美观及稳定的目的。但是由于唇腭裂本身的特征,使得治疗达到理想的目标较为困难。正畸医师必须对唇腭裂患者进行认真的诊断分析,并与其他专家密切配合,才能获得良好的治疗结果。

一、婴儿期整形治疗

完全性唇腭裂患儿早期的上颌骨整形治疗是 1954 年由苏格兰的 McNeil 医师提出的。由于完全性唇腭裂患儿大部分在出生时均存在上颌骨骨段的移位及腭部较大的裂隙。婴儿早期上颌骨整形治疗的方法,就是在唇腭裂修复术前,患儿牙齿尚未萌出时,使用矫形力,使得移位的上颌骨段重新排列并改形,减小腭裂裂隙,使上颌骨骨段形成光滑的弧线。在其后的几十年里,围绕着是否对完全性唇腭裂患儿做早期的整形治疗,形成了两大派别。

婴儿早期整形治疗使用的方法:①腭托;②附有开展簧的腭板;③伴口外牵引;④伴一期植骨(目前多数唇腭裂中心不做)。完全性唇腭裂婴儿早期的整形治疗的具体程序如下。

(一)取印模

唇腭裂患儿出生后,需要经过系统的检查,在外科医师和正畸医师的共同协商下,决定是否开始正畸治疗。对于上颌腭部裂隙较大、上颌骨段移位明显者,需要取印模做腭托进行整形治疗。可以用特殊的托盘制取印模并灌制石膏模型,但印模要求取得较精确,一般要求取初印模制作个别托盘后,再取终印模。在取印模时应使孩子保持直立稍前倾的姿势,以保持患儿呼吸道通畅。终印模取好后,灌制模型,在石膏模型上制作矫治器。

(二)腭托的制作

对于裂隙太深者,需用蜡先做倒凹的铺垫、缓冲,再铺塑胶。单侧完全性唇腭裂者基托伸展至小段前缘,大段侧延伸的前端为一个旋转的支点,使得较大一段的前部在生长发育中逐渐改形,并且排列在理想的位置上,而保持短段位置不变。对于双侧完全性唇腭裂患者,腭托的前段只能到达 2 个侧段的前缘,绝不能超过其前缘。在腭托的鼻腔面上轻磨一道小沟,利于患者鼻腔通气。婴儿对腭托矫治器比较容易适应。同时,舌不再舔入上腭的裂隙,使得鼻腔形成封闭状态。

(三)戴入腭托及唇裂修复

在唇裂修复前,应戴入腭托矫治器,戴入前应跟患儿家属讲明喂养及清洁的注意事项。戴入一段时间后,上颌骨改形,颌骨前突减少,即可以手术修复唇裂。在单侧完全性唇腭裂患儿中,对上颌骨段的整形作用是较大一段的上颌发生改形并与短段靠拢,并形成较光滑的弧线(图 8-1)。双侧完全性唇腭裂患者,腭托矫治器使两侧方的上颌骨段保持原位,直至前颌骨复位与两侧方的上颌骨段接近。由于矫治器的特殊结构,它可以允许上颌骨段向各个方向继续生长(图8-2,图8-3)。腭托矫治器不起扩弓的作用,本身也不施任何力,仅使上颌骨在特定环境下,在肌肉、软组织的作用下发生改形,防止上颌颌弓的塌陷。

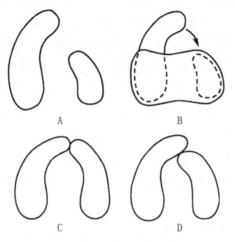

图 8-1　戴入腭托矫治器

A.单侧完全性唇腭裂两上颌骨段移位、存在裂隙;B.戴腭托后唇裂修复上颌骨长段向近中旋转、改形;C.上颌骨改形后上颌弓形成光滑弧线、腭裂隙关闭;D.未经腭托治疗的完全唇腭裂患者唇裂修复后上颌两骨段重叠

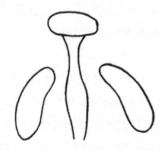

图 8-2　双侧完全性唇腭裂前颌骨前突

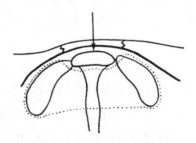

图 8-3　双侧完全性唇腭裂腭托保持两侧上颌骨位置不变至前颌骨复位

对于已经存在牙弓塌陷的患者,可以在腭托矫治器的中线部位放置开展的螺旋弹簧。对于这类患儿的唇裂修复应推迟进行。首先,应开展上颌颌弓,然后再行唇裂修复,但也不必在完成扩弓以后再手术。唇腭裂患儿此期的上颌开展治疗,一般不用快速开展,开展螺簧每 5～7 天加力一圈。

腭托矫治器不仅用于保持颌弓的形态,防止塌陷,而且有利于患儿的喂养及发育。研究认为,唇腭裂患儿由于腭部裂隙的存在及牙弓的塌陷所产生的不良吞咽,可以改变控制语音及吞咽的肌肉神经冲动。由此而产生的不良肌肉运动在一些唇腭裂儿童的典型不良语音中起着重要的作用。尽管之后做了一系列的手术进行治疗,患者消除不良语音也比较困难。在婴儿早期佩戴腭托矫治器后,对患儿形成正确的语音起到了较重要的作用。

双侧完全性唇腭裂患者,出生时常有前颌骨的前突及唇组织缺乏,第一次手术修复唇裂较困难。双侧完全性唇腭裂不伴有前颌骨过度前突者,可采用以上的腭托矫治器治疗,唇裂修复后,使上颌改形并防止上颌牙弓塌陷。在唇肌的作用下,前颌骨后移与两侧上颌骨段靠拢。对于过度前突的前颌骨,学者们有不同的处理方法:①口外牵引,对于前颌突过度前突的患儿,可以佩戴一个用颈部做支抗的弹力颈带;前边放于鼻根底,作用于前唇上,使前突的前颌骨后移,当前颌突移到可以接受的位置时,戴用腭托或带分裂簧的腭托。②口内埋钉,并用弹力牵引后移前颌突。③手术方法后推前颌骨。

近来,正畸医师认为后移前颌突,对唇腭裂儿童的颅面生长发育不利。对唇腭裂术后孩子的颅面生长发育的研究发现,出生时双侧完全性唇腭裂患儿的前颌骨前突,面型较凸。在唇腭裂手术修复后,患者的前颌骨的生长速度减慢。在替牙期及恒牙期时,患者的前颌骨发育显著比正常人差,面中部凹陷。对于应用口外牵引后移前颌骨,易加重这种发育受限的程度。同时,口内埋钉牵引前颌骨后移的方法易产生前部组织瘢痕,更易造成上颌骨向前发育受限。但是,许多研究表明,软组织在手术缝合后,若在高张力的情况下易产生明显的瘢痕组织。所以目前对于那些上颌前颌突前突严重且前唇组织较小的患者,为了减轻手术后软组织的张力,避免复裂的发生和减轻瘢痕的产生,需要进行唇裂术前的整形治疗。其主要目的是适当后移前唇和前颌骨,而不再是使颌骨段靠拢形成良好的颌弓形态。

(四)牙槽嵴一期植骨

传统的婴儿期整形治疗,在颌骨段靠拢后进行自体骨移植,以稳定牙弓。由于一期牙槽突植骨对颌骨发育产生较显著的不良影响,自 20 世纪 90 年代国际上多数唇腭裂中心已放弃应用；多采用替牙期的二期植骨，以减少对颌骨发育的不利影响。但是，也有研究认为，如果一期植骨患者在整形治疗之后尽量使颌骨断端靠拢，采用小的手术切口，植入小骨块，并包被植骨，远期观察发现患者颅面生长并未受到影响。美国西北大学仍采用他们改良的手术方法进行一期植骨。

研究者提出婴儿期整形治疗的目的之一就是刺激上颌骨的生长，减小腭部裂隙，使唇腭裂患儿的上颌骨段排列至理想的位置。由于一期牙槽突植骨不再继续进行，经过整形治疗的颌骨断端不能相连接成整体，在以后的生长发育过程中，在颊肌力量的作用下，颌骨段仍然会发生向内的塌陷、移位，造成牙齿萌出后的牙殆畸形。从远期效果来看，如果不进行牙槽突一期植骨，经过婴儿期整形治疗的患者和未经过治疗的患者无显著的差异。目前，国内外许多学者的研究发现，婴儿期颌骨整形治疗并不能刺激患儿颌骨的生长，而且对婴儿期整形治疗持怀疑态度。迄今为止，婴儿期整形治疗不再是唇腭裂序列治疗中常规的治疗，仅对存在严重颌骨移位的患者进行治疗，治疗的主要目的也从希望刺激颌骨生长，变为为唇裂手术创造条件。婴儿期的治疗主要是对唇裂修复的帮助，通过弹力带或弹力胶布使过度前突的前颌骨后移，减少唇裂修复时组织的张力，从而减轻唇鼻部的瘢痕。

总之，无论学者们对完全性唇腭裂患者婴儿早期的整形治疗观点如何，早期的矫形治疗可以使正畸医师对唇腭裂患者的治疗做总体的计划，并与其他科专家密切配合，获得较满意的治疗效果。

二、替牙期正畸治疗

唇腭裂患者乳牙期一般没有严重的错殆畸形表现，前、后牙的反殆一般较轻微。多数学者认为唇腭裂乳牙期的一般错殆可以不予矫治，因为早期治疗并没有减轻正畸治疗的需要，在以后的牙龄期内仍需正畸治疗，并且早期治疗延长了患儿正畸治疗的时间且增加了治疗费用。对于患儿存在的后牙反、前部额外牙及轻度的前牙反，一般可以等到替牙期开始矫治。但是，有下颌功能性移位的唇腭裂患者，必须进行治疗，避免产生永久的生长发育问题，使得日后的正畸治疗更加困难。

关于替牙期的正畸治疗，目前国际上已取得一致的观点，均认为在此牙龄期需要正畸治疗。必须强调乳牙期、替牙期的正畸治疗，并不说明此后不再需要治疗，患者在恒牙期均需综合的正畸治疗。尤其是腭裂隙附近的牙齿常出现严重的扭转及钙化不良、上颌牙弓的狭窄及前牙的反殆等都会影响殆颌面的进一步生长发育和某些口颌系统功能的正常行使。因此，替牙期错殆的矫正是必要的，这些畸形一出现就应该开始矫正。

(一)替牙期正畸治疗的适应证

(1)后牙反𬌗。

(2)恒切牙错位。

(3)磨牙的前后向关系不调。

(4)上颌发育不足及前牙反𬌗。

(5)牙槽突植骨前正畸。

(二)替牙期正畸治疗的优点

1.扩弓治疗的效果快

唇腭裂患者经常出现上颌牙弓的缩窄,需要扩弓治疗。替牙期时,由于患者年龄较小,骨缝的反应好,扩弓的效果较快。

2.解除前部牙槽区的锁结

替牙牙期的扩弓治疗,解除了两个颌骨段的锁结,促进牙槽及颌骨的发育。

3.使患者及早获得正常的舌姿势和鼻呼吸

唇腭裂患者由于多种原因所致的上颌挛缩,常造成患者舌位置的异常——舌位置过低而影响语音发育,同时上颌骨的发育异常和扁桃体的增生常常导致患者口呼吸。上颌牙弓的开展为患儿获得正常的舌姿势和鼻呼吸创造了条件。

4.为牙槽突植骨创造条件

裂隙存在造成的裂隙区牙齿的扭转、斜轴等影响植骨手术的手术入路,从而影响植骨的成功。替牙期正畸治疗可为植骨创造条件。

(三)错𬌗的矫治

1.后牙反𬌗

学者认为对于唇腭裂患者的轻微的后牙反𬌗,有时并不需要治疗。严重的后牙反𬌗伴有可能的功能因素时,就需要及时治疗。替牙期后牙反𬌗常用开展上颌牙弓的方法来治疗。常用的矫治器为上颌分裂基托矫治器、W弓矫治器、四角舌弓矫治器和改良的Arnold矫治器。对于双侧完全性唇腭裂患者,有时内陷的两侧牙弓锁结于前颌骨后,这种情况需要首先前移前颌骨后,再用矫治器开展牙弓,方法与乳牙期相同。但是有2点需注意,一是这类患者在各年龄段均需后部牙弓的开展,一旦牙弓的开展治疗结束,即需要长期保持。这是由于患者腭中缝无骨组织填充以稳定开展后的上颌牙弓,所以非常不稳定,如不戴用保持器,腭部瘢痕的牵拉,可使已得到开展的上颌在几天以内就恢复到治疗前的状态。二是必须认识到,恒牙萌出后,唇腭裂患者仍有再次进行牙弓开展治疗的可能性,即使是使用了保持器的患者。由于患者下颌生长发育的继续和上颌在三个方向上的发育不足,常导致横向关系不协调,产生后牙的反𬌗。

2.𬌗错位的恒切牙

上恒切牙的扭转和舌倾是唇腭裂患者替牙期较常见的严重错位。在单、双侧完全性唇腭裂患者中,严重的切牙错位常造成切牙的不良磨耗、创伤及龋坏的危险,上切牙舌倾易产生前牙的反𬌗和下颌功能补偿而造成向前移位。明显错位的牙常造成美观和心理障碍,以及产生语音不良的情况,出现以上情况时应及时治疗。对于前牙的问题在此阶段可以应用活动矫治器也可以用局部固定矫治器完成治疗。

(1)活动矫治器:对于切牙扭转较轻的病例,可以用𬌗垫矫治器加上舌簧或指簧来完成矫治,但矫治器要设计足够的固位装置。

(2)固定矫治器:在磨牙上做带环,切牙上粘托槽,用较细的唇弓,较轻的力,结合小曲或牵引、辅弓等。对于反覆𬌗较深的患者,有时磨牙上需要做𬌗垫,用来支开前牙反𬌗的干扰,唇向开展及扭正上切牙。

3.磨牙前后关系的不调

唇腭裂患者替牙期出现的需要治疗的较严重问题之一是磨牙关系的不调。唇腭裂患者由于缺失牙和牙齿替换障碍,都可以导致恒磨牙关系的不调。和非裂儿童相同,磨牙前移造成的Ⅱ类错𬌗的唇腭裂患者,应采用头帽等口外力后推上磨牙,一般常用颈牵引。每侧 350～500 g 力,每天戴 12～16 小时。在使用这种方法时,应注意力的控制,防止第二磨牙阻生。颈牵引的使用,有助于上磨牙的萌出,可以改善患者上颌垂直向发育不足。对于Ⅲ类磨牙关系,如果是下颌过度生长造成的,多数患者需要在成年后进行正畸正颌外科联合治疗解决。也有人主张使用高位牵引颏兜,牵引力线通过双侧髁突,每侧 700～1 000 g 力,每天戴 14～16 小时,但是远期效果不佳。如果患者的Ⅲ类磨牙关系是上颌向前发育不足所致,则可以考虑应用前方牵引矫治。

4.上颌发育不足与前牙的反𬌗

唇腭裂尤其是完全性唇腭裂术后患者,在替牙期常会表现出前牙的反𬌗和面中部的凹陷。患者的上颌不仅向前发育不足,而且向后错位。如果在此阶段不进行干预的治疗,颌骨的畸形会随着生长发育继续加重,至恒牙期单纯用固定或活动矫治器,并不能很好地解决面中部骨骼的畸形。对于因牙齿异常产生的前牙反𬌗可以采用一些诸如垫舌簧、2×4 矫治器等进行矫治,此处不再详细介绍。替牙期由于上颌骨发育不足所致的前牙反𬌗可以应用面罩做前方牵引,这样可以使患者上颌尖牙区牙槽突向前向下,补偿了面部垂直向的发育不足,可以获得稳固的尖牙锁结关系。同时,前方牵引可以解除反,建立正常的覆、覆盖,增加了对上颌的功能刺激,有利于上颌的发育及颌间关系的稳定,增加下颌的矢向生长及垂直生长。由于替牙期骨缝反应较活跃,青春期后生长缓慢,所以在替牙期及时应用前方牵引解除颌间关系的锁结,使得颌骨得到正常的功能刺激,有利于患者颅面的生长发育。

对于存在牙弓缩窄合并上、下颌前后向关系不调者,可以在扩弓的同时进行前方牵引,解除上颌的锁结。矫治器可以采用在乳尖牙及第二乳磨牙上做带环的四角舌弓并在尖牙带环上焊前方牵引钩,利用面罩或面弓进行前方牵引。对于多数唇腭裂患者替牙期治疗时,上颌切牙的扭转和舌倾、斜轴等会对前方牵引治疗产生干扰,部分患者需要在前方牵引治疗之前或同时进行上前牙的矫治,以避免影响治疗和获得更稳定的前方牵引治疗效果。

5.牙槽突植骨前正畸

替牙期期间,唇腭裂患者需要进行牙槽突植骨,植骨的最佳年龄为 9～12 岁,在上颌尖牙牙根发育1/2～3/4 时进行植骨,效果较好。对于一些裂侧存在侧切牙的患者,如果侧切牙将萌出在裂隙附近,则需在侧切牙萌出前进行植骨以避免侧切牙的丧失。一些患者由于裂隙附近的牙齿错位和斜轴,常使得牙槽突的裂隙被错位牙齿遮挡,影响植骨手术入路,手术很难成功的翻开黏骨膜瓣并有效地将足够的骨填入裂隙,从而影响植骨的效果。所以,这种情况下,常需要在牙槽突植骨前将错位或斜轴的牙齿移开,使植骨区充分暴露。植骨前的正畸治疗可以根据患者具体错𬌗情况选择矫治器进行治疗。由于固定矫治器对牙齿的控制较为精确,故而应用较多。但是在治疗中,应注意裂隙邻近牙齿的牙根移动不要过快、过猛,由于裂隙附近的牙齿(如中切牙)牙根的远中和尖牙牙根的近中存在骨缺损,有时邻近裂隙的牙根表面仅覆盖非常薄的骨质,过大幅度的牙根近远中移动,会造成牙根穿出进入裂隙而导致牙齿的丧失。如果牙齿存在明显的斜轴,需要进行牙根近远中向的移动,需要非常小心,并需在矫治中拍摄牙片观察。

6.牙齿畸形

混牙列期是开始精确判断各种牙齿异常的时期,为今后的拔牙及修复做准备。唇腭裂患者很少因为牙齿发育不良或钙化不良而拔牙。双侧完全性唇腭裂的患者中,上中切牙出现形状异常的比例较高,这时需考虑是否能做固定桥的基牙,如在此期不能判断,应先排齐并保留,等待制订更精确的治疗计划。双侧完全性唇腭裂患者早期前颌骨较大,过早的拔除切牙,易造成前颌骨的萎缩,一旦造成很难弥补。在替牙期较重要的一点是牙槽区的植骨,因为替牙期时上颌完成了大部分的生长,同时,牙槽区的植骨为恒尖牙的正常萌出及中切牙正畸中的旋转治疗创造了条件。

三、恒牙期正畸治疗

恒牙期唇腭裂患者的正畸治疗原则与非裂儿童没有差别。与前几个牙列期的治疗相比,以前的治疗可以明显地移动上颌骨段,而在恒牙列阶段,除了恒牙初期移动颌骨段有一定的潜力外,对于年龄较大恒牙列的治疗仅能移动牙齿。恒牙全部萌出后,即开始最后一阶段的正畸治疗。

(一)正畸治疗的限度

正畸医师首先应该对唇腭裂最后正畸治疗步骤的限度有所认识。由于多次手术使得患者上颌牙弓基骨或牙齿的缺失造成骨的减少,正畸医师应该认识到,在这种情况下患者的正畸治疗限度和对修复治疗及外科正畸的需要。有学者提出对这类患者应尽可能少的移动牙齿,如果移动也是将其移到正常位置即可,为修复治疗创造条件。另外,在唇腭裂患者开始正畸治疗时,正畸医师很难立刻做出远期的详细治疗计划,常常是在治疗中不断加以调整。对于一个上颌恒尖牙萌出或埋伏于上腭部较高的位置,这种缺陷究竟是由于上颌骨段被锁于一个内缩的位置造成的垂直向萌出不足或牙槽骨发育不足,还是由于唇腭裂本身的牙槽发育不足是很难确定的。对于这种患者,在确定精确的治疗计划前,一般开始仅做上颌的腭部开展或牙槽区开展,或用轻力进行唇弓排齐整平牙列。在治疗中横向的问题得以减轻,而是否把低位尖牙拉入牙弓成为较显著的问题。需在这种"治疗性诊断"的基础上逐渐形成精确的治疗计划。

(二)唇腭裂患者恒牙期存在的特殊问题

虽然已经经过一系列治疗,恒牙期时唇腭裂患者还会存在一些不同于非裂者的特殊情况,为其正畸治疗带来一定的困难,需要特别注意与其他专业医师的密切配合:①上、下颌矢状关系协调性较差;②上颌牙弓塌陷、相对下颌缩窄;③缺乏足够的牙槽骨以完成牙齿移动;④异常萌出的牙齿;⑤活动的前颌骨;⑥裂区邻近的上颌骨垂直高度不足;⑦双侧唇腭裂的前颌骨向后下旋转。

(三)恒牙期的正畸治疗

唇腭裂患者恒牙期的正畸治疗一般采用固定矫治器治疗,均可获得满意的效果。

在对唇腭裂患者的正畸治疗前,应详细检查腭部瘢痕的位置及严重程度。这对估计上颌牙弓开展程度及矫治后的保持是非常重要的,同时可以估计牙齿的移动及改变舌姿势的可能性。应认真检查是否存在腭瘘,因为腭开展后会使治疗前不明显的腭鼻瘘看起来更明显。如果存在腭瘘,应在正畸前向患儿家长说明。

另外,对于可以改变下颌姿势、位置的软组织情况进行检查,如扁桃体增大、上呼吸道感染的易患情况,软腭、牙周情况,并与其他专家进行研究,决定理想的治疗方案。唇腭裂患者多数存在不良的呼吸型,这是患者鼻畸形、上颌发育不足及增殖体、扁桃体肥大等原因造成的鼻呼吸不通畅,使患者舌体位置偏前下位,采用口呼吸方式,患者面部高度增加,头前伸。呼吸型直接影响到患者的生长型。所以,对唇腭裂患者应注意及早消除病因,建立正常的呼吸型。

1.上颌牙弓狭窄及后牙反𬌗

尽管唇腭裂患者在替牙阶段已经做过牙弓狭窄的矫治,但是,随着颌骨尤其是下颌骨生长发育的进行,一些患者在恒牙期还会出现上颌牙弓的相对狭窄和后牙的反𬌗而需要矫治。另外,也有些患者在替牙期未进行及时治疗而需扩弓治疗,在这一期的扩弓一般可用前两期的扩弓矫治器,也可以用扩弓辅弓。对于上颌牙弓狭窄不严重的患者,可以不必在使用常规固定矫治器前先期用扩弓装置,而直接在使用固定矫治器的同时应用扩弓辅弓即可。由于唇腭裂的特征常导致上颌内陷、牙弓狭窄,上颌前部的内陷比后部严重,所以在扩弓矫治中上颌前部常需要较大的开展,可以通过适当改进扩弓的矫治器,针对唇腭裂的特征进行治疗。由于腭部瘢痕组织牵引及腭中缝骨组织缺损,扩弓治疗后也需保持较长的时间。当然,替牙期牙槽区植骨对治疗效果的稳定起着一定的作用。在扩弓治疗中应注意的是,唇腭裂患者的上颌常需要不对称扩弓,可对扩弓矫治器进行适当改进。在扩弓治疗后,容易出现口鼻瘘,产生过高鼻音,这常使患者及家长感到不安。其实这个裂并不是开展牙弓造成的,在治疗前即存在,只是被腭部瘢痕组织皱褶所掩盖,故在扩弓治疗前应仔细检查,同时应向患者家属提前声明。

2.垂直向发育不足

唇腭裂患者均存在上颌骨垂直向的发育不足。为了改善这一状况,促进上颌垂直向生长或通过牙齿的代偿,弥补颌骨垂直向关系的不协调,恒牙期时在唇腭裂患者使用固定矫治器的正畸治疗中,常配合使用颈牵引或低位牵引头帽增加支抗,通过促进上磨牙萌出,改善垂直关系的异常,同时较常用颌内牵引。对于较严重的垂直向发育异常则需要配合进行正颌外科手术治疗。

3.上颌切牙区的控根

唇腭裂患者上颌切牙常较直立,有些甚至舌倾。恒牙期固定矫治器治疗时患者的上颌切牙经常需进行较大范围的控根移动,尤其是双侧完全性唇腭裂患者的前颌骨,在唇裂修复术后常向下后旋转,舌倾的前颌骨和严重舌倾萌出的恒上切牙在正畸治疗中常需要很大的转矩力（$40°\sim50°$）。治疗中一般可先应用弹性较好的细弓丝,使明显舌倾的上切牙发生一定程度的倾斜移动,待换至方钢丝后,分次逐渐加上上颌切牙的根舌向转矩力。在治疗中加上根转矩力时,要注意观察根吸收情况及根尖处的牙槽骨情况,对于一些前颌骨较突的双侧唇腭裂患者,上颌切牙舌倾常较严重,有时会出现根尖露出等情况,常需要调整前颌骨的位置,使之后移并且进行牙槽骨植骨稳定前颌突后再进行前牙的控根治疗。

4.牙列拥挤

由于组织缺损、手术创伤及瘢痕的影响,唇腭裂患者的上颌骨生长常受这些影响而导致发育不足。手术修复后的唇腭裂患者经常存在牙列拥挤且拥挤程度较重,尤其是上颌牙列。由于上颌牙弓挛缩严重且上颌骨在 3 个方向均发育不足,上颌的拔牙常使上、下颌间的宽度和长度关系更难协调。恒牙期正畸治疗中对于上颌牙弓的拔牙常较慎重,中度以上的拥挤一般需要先进行扩弓治疗后再行评价拥挤情况,决定进一步治疗方案。

5.前牙反𬌗

由于下颌骨生长迟于上颌,进入恒牙期时一些即使在替牙期经过正畸治疗的患者也可能再次出现前牙的反𬌗甚至下颌的前突。正畸医师应该在治疗设计之初就考虑是否需要对患者的畸形进行正颌外科的治疗。如果仅需正畸科单独完成,那么就要努力达到上颌牙齿萌出、舌倾或直立的上颌切牙唇向倾斜、保持下颌前牙的直立或舌倾下切牙、下颌后下旋转以减轻下颌的前突的目标。正畸治疗后患者的面高有所增加。一些前牙反𬌗的患者需要拔除下颌的牙齿,根据情况可能是下颌切牙、前磨牙或最后的磨牙。但是,对于前牙反𬌗严重、颌骨间关系严重不调的患者,很难通过单纯的正畸治疗获得满意的矫治效果,常需要正颌外科配合。

四、正畸与正颌外科联合治疗

由于遗传、生长及手术创伤的影响,虽然经历了一系列治疗,恒牙期时仍然有一部分唇腭裂患者会出现较严重的颜面畸形、颌骨关系的异常,单纯通过正畸治疗很难彻底解决患者的根本问题,需要正颌外科进行颌骨手术。这是由于较严重的面中部发育不足者仅靠正畸治疗的单纯牙齿移动很难解决:①上颌垂直向生长较差,尤其在腭裂区;②在上切牙的根舌向控根运动,牙根在没有发育好的前颌骨内运动,容易造成腭穿孔。

对于颌骨畸形显著的唇腭裂患者,如果结合正颌外科治疗,则在恒牙期时的正畸治疗就截然不同了。因为上、下颌骨之间的不平衡由正颌外科手术解决,此时正畸治疗的目的就是在理想的颌骨关系上,排齐牙列、整平曲线及去除牙齿的代偿作用。在正畸治疗后,患者前牙的覆、覆盖关系更差。但是一经恢复上、下颌骨的位置关系,牙弓间的关系也就一致了。唇腭裂患者的正畸-正颌联合治疗包括传统的正颌外科方法和近年来逐渐增多的牵张成骨手术方法,对于上颌发育极差的患者,牵张成骨手术效果更佳。

需要正颌外科联合治疗的唇腭裂患者一般均需进行术前和术后的正畸治疗。

(一)术前正畸

唇腭裂患者正颌外科术前正畸的目的主要是矫正牙齿排列、曲线的整平、协调上下牙弓宽度及形态、矫治牙弓中线、去除牙齿代偿作用、准备缺失牙修复的间隙,以及使术后新的颌间关系下长、宽、高关系协调。唇腭裂不同于非裂反𬌗患者之处:唇腭裂患者由于上颌牙弓挛缩更加明显,术前正畸时常需进行上颌牙弓的开展,而非裂者后牙的反𬌗和宽度关系的不调,常随着颌间近远中关系的改善而得到解决。另外,由于唇腭裂上颌牙弓的特殊形态,牙弓缩窄从前向后逐渐减轻,上颌第二恒磨牙处经常非但不缩窄反而颊向错位,在术前正畸中常需腭向移动。由于错𬌗情况复杂,唇腭裂患者正颌外科术前正畸治疗常需18个月或更长的时间。

(二)术后正畸

正颌外科术前正畸要求尽可能完善,以使正颌外科手术结果稳定,一般均需要较长时间。经过完善的术前正畸后,术后的正畸治疗一般相对简单,需要的时间也较短,应在6个月左右结束。术后正畸主要进行一些颌间牵引,使颌间牙齿尖窝咬合关系进一步完善。

正颌外科手术使颌骨关系明显异常的患者得到较理想的治疗。但是由于唇腭裂患者腭部组织缺损和瘢痕存在,腭部软组织较缺乏、血液供应较差,正颌外科手术时,上颌很少分块,以避免血供不足造成组织坏死;同时,由于腭部瘢痕的大量存在,影响手术重调位置的稳定性;唇腭裂患者经过一系列的治疗,加上外科正畸的手术治疗,又多了一次手术创伤的机会。

五、保持

因为唇腭裂患者腭部骨组织缺损、肌肉力量的不平衡、瘢痕组织的挛缩，以及治疗结果常是折中的而未获得良好的𬌗关系，稳定性较差。一般来讲，唇腭裂患者正畸治疗后保持的时间比非裂患者长，有的为了保持矫治效果，甚至需要终生保持。

由于在唇腭裂患者中缺失牙较常见，患者正畸治疗后的保持常由正畸医师及修复科医师共同完成，一般用保持器或修复体。对于缺失牙者可用修复体保持，恢复了缺失牙，增进了美观。另外，唇腭裂患者更多的使用活动保持器。可以做成带有塑料托的改善语音装置，对于裂侧的侧切牙缺失，可以用跨越裂隙的固定桥，把两个颌骨段连接起来，但是一般要求先进行植骨（二期牙槽突的植骨），使这种保持更稳固。牙槽突植骨的普遍开展和技术的提高，可以使正畸治疗扭正上中切牙并关闭侧切牙间隙，需要修复体修复侧切牙的患者大大减少。

对于唇修复过紧的唇裂患者，常需再次手术松解，才能保证正畸治疗后上颌前牙的位置和前部的颌间关系。唇腭裂患者正畸治疗后的保持也需要正畸医师、修复医师及外科医师密切配合才能取得稳定的治疗效果。

唇腭裂患者的正畸治疗为正畸医师提供了应用生物机制、生长发育及颌面美学知识的机会。若想对患者进行理想的治疗，必须应用这些知识，对患者的治疗做出总体的正畸治疗是较为复杂的，需要各科专家密切配合。

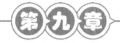

口腔种植

第一节　口腔种植的适应证和禁忌证

一、适应证

口腔种植学的发展已为各类牙齿和牙列缺失患者的修复提供了可能,且具有舒适美观及咀嚼效率高的优势。牙种植修复不仅彻底更新了传统口腔修复学的内容与概念,解决了传统修复学领域里长期难以解决的难题,如游离端缺失的修复、重度牙槽突萎缩无牙颌的牙列修复,而且成功地用于肿瘤手术上下颌骨切除后的功能性颌骨重建,用于面部器官缺失后的赝复体修复……牙种植修复几乎可以满足所有类型的牙列缺损、缺失。但当患有以下疾病,未接受适当治疗前不宜做口腔种植,如糖尿病、高血压、心脏病、骨质疏松症、传染病、癌症接受头颈部放射治疗及凝血功能障碍等。口腔种植并无年龄的上限,相反对于缺牙较多的老年人是一大福音。

二、禁忌证

(一)全身禁忌证

(1)高龄及全身营养过差。

(2)代谢性疾病,如软骨病、变形性骨炎等。

(3)血液病,如白血病及其他出血性疾病。

(4)结缔组织疾病,如病理性免疫功能缺陷及胶原组织的炎性变、硬皮病、舍格伦综合征、类风湿性关节炎等。

(5)种植义齿可能成为感染病灶者,如有细菌性心内膜炎病史者、心脏等器官移植者不宜种植。

(6)急性炎症感染期患者,如流感、气管炎、胃肠炎、泌尿系统感染,在感染未彻底控制期间不宜种植。

(7)妇女怀孕期及服用某些药物期间,如服用抗凝血制剂等。

(8)智力障碍患者。

(9)神经及精神疾病患者。

(10)严重心理障碍患者,精神、情绪极不稳定者。

(11)过度嗜烟、酒者及吸毒者。

(二)局部禁忌证

(1)牙槽骨存在病理性改变,如局部的残根、异物、肉芽肿、囊肿及炎症反应,应在消除上述病理性改变后再行种植。

(2)经过放射治疗的颌骨:由于此类颌骨内的骨细胞及血管经过放疗后都已损伤,易导致种植失败。

(3)口腔黏膜病变:如白斑、红斑、扁平苔藓及各类口炎。

(4)口干综合征:因年龄、自身免疫性疾病或长期服用药物所引起的口干、唾液流量减少等,不利于种植义齿的自洁,易导致种植体周围炎的发生。

(5)口腔卫生太差者。

(6)咬合关系异常:上下颌骨位置关系异常者,在行种植外科手术时或手术前,应先通过正颌外科手术矫正异常的咬合关系及颌骨位置关系。

第二节　口腔种植外科步骤

口腔种植成功的重要因素是口腔外科医师正确地施行口腔种植手术,为口腔修复医师与技工后期的义齿修复创造好的条件。因此口腔外科医师的重要职责:①选择好种植手术的适应证;②选用适合于不同患者、不同缺失部位的高质量的种植体;③保证种植体植入的位置与方向正确,为后期合理的修复提供保障;④对各类骨量不足难以进行常规种植的患者,通过各类植骨技术、上颌窦底提升技术、下牙槽神经游离技术、生物膜技术等创造良好的种植条件;⑤确保种植体植入后的初期稳定性,为良好骨结合创造条件。口腔外科医师必须清醒地认识到,种植外科只是口腔种植修复治疗中的一个重要环节,而不是其全部工作。

一、种植体的选择

目前,国际上应用于临床的种植体系统达数百种之多。为患者选择一个设计合理,加工精度符合要求,有较长期临床应用良好记录,适合患者牙齿缺失部位的高质量种植体是成功种植的基本保证。

早期应用于临床的种植体可因其放置部位、所用材料、形状、表面形态的不同,分成不同类型。进入 20 世纪 90 年代以来,随着一系列基础研究和大量样本临床应用研究成果的出现,上述争论渐趋一致。目前,国际上已公认以纯钛金属制成的骨内种植体是能够产生良好骨结合的种植体,其形状可为圆柱形、锥形,可带螺纹,也可不带螺纹。目前,国际上主流的种植体表面为非喷涂粗糙表面,因为这样的表面处理为种植体与骨组织之间最大面积的骨结合创造了条件,不仅提高了近期种植成功率,而且可延长种植体的使用寿命(图 9-1,图 9-2)。

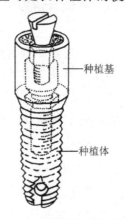

图 9-1 有螺纹柱状种植体

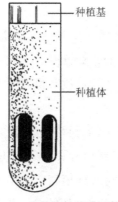

图 9-2 无螺纹柱状种植体

二、种植外科手术的基本程序

种植外科需在严格的无菌条件下进行,操作需轻柔、准确与精细,手术应避免损伤鼻底、上颌窦黏膜及下牙槽神经管等重要结构,而且必须保证种植体安放的位置与方向正确。

为此,手术前要在排除X线放大率的前提下对颌骨的高度、宽度进行精确的测量。目前国际上已有专为种植修复设计的头颅CT软件,可精确测量上、下颌骨每一部位的颌骨高度与宽度,可以用于复杂牙列缺损、缺失的诊断测量。临床上大多采用全口牙位曲面体层X线片来测量,但需排除X线片的放大率。具体做法是在每一需作种植的缺失牙部位用蜡片黏固一直径大小确定的钢球然后拍片,再测量X线片上钢球的垂直向、水平向高度与宽度,以及该部位颌骨X线片上的高度与宽度,使用计算公式,计算颌骨该部位的实际高度与宽度,其计算公式如下。

$$颌骨实际高度(宽度)=\frac{X 线片上颌骨测量高度(宽度)}{X 线片上钢球测量高度(宽度)} \times 钢球实际直径$$

这一测量对在靠近鼻底、上颌窦及可能累及下牙槽神经管的部位十分重要。精确测量一方面可精确选用适当长度的种植体,合理利用颌骨高度,另一方面可为避免这些重要结构损伤提供精确数据。

在多个牙缺失的情况下,特别是上前牙缺失需行种植修复的情况下,为保证种植体植入的位置与方向准确,应事先由修复医师设计制作种植引导模板。手术时,外科医师严格按照模板确定的位置与方向植入种植体。此类模板可分为用透明塑料压制的简单模板,用原可摘式义齿改制的模板,或用专用金属套筒制作的精确模板。

种植外科采用两期手术完成。Ⅰ期手术为植入种植体后,用黏骨膜瓣完全覆盖种植创面,并使种植体在无负重条件下于颌骨内顺利产生骨结合(上颌一般需5~6个月,下颌需3~4个月),然后行Ⅱ期手术,暴露种植体顶端,并安装愈合基台(图9-3)。

种植手术的基本操作程序因不同种植体系统而不同,大体上可因冷却系统设计的不同分为内冷却系统和外冷却系统,冷却的目的是保证种植外科手术操作中的钻孔、扩洞、预备螺纹、旋入种植钉等过程中局部温度不超过42 ℃,从而保证骨细胞的活性不受损伤,有利于骨结合。内冷却系统即喷水装置与各种种植床预备钻头中心部位相通,操作过程中冷却水流可从钻头中心喷出,冷却效果好,可提高钻速,节省时间。目前的种植系统多采用内冷却系统。现将常规种植外科的基本程序介绍如下。

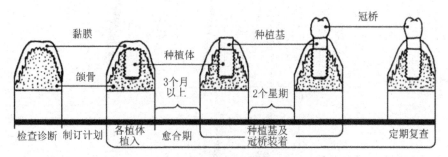

图9-3 二次手术种植系统的治疗过程示意图

(一)第一次手术(种植体植入术)

1.手术步骤与方法(图9-4)

(1)切口:局麻下,于两侧尖牙区剩余牙槽嵴高度一半处唇侧做一横切口,切开黏骨膜。

(2)翻瓣:用骨膜剥离子紧贴骨面,小心翻起黏骨膜瓣,注意避免损伤黏骨膜造成穿孔,充分暴露牙槽嵴顶,外侧达颏孔(或上颌窦前部),用咬骨钳修整骨面,去除锐利的骨嵴,注意不要过多暴露牙槽骨,以免因过分剥离黏骨膜而破坏血运,同时要保护颏神经血管束。

(3)预备种植窝:按预先设计(一般下颌双侧颏孔之间、上颌双侧上颌窦前壁之间的牙槽突可种植4～6个种植体),根据牙槽骨的骨量选择适宜的种植体及相应的系列钻头。使用种植用的高速钻(最大转速3 000 r/min)及用大量生理盐水冲洗,先用圆钻定位钻孔,再用导航钻、裂钻逐步扩孔,而后预备洞口处肩台。

(4)预备螺纹:改用慢速钻(15～20 r/min),同样用大量生理盐水冲洗,用丝锥预备螺纹。

(5)植入种植体:将种植体缓缓植入并小心加力旋紧,避免用力过度造成骨折或破坏螺纹。用金属剥离子叩击种植体,发出清脆声响,表示种植体与其周围骨床紧密相连。确认种植体就位良好后,拧入顶部的覆盖螺帽,彻底冲洗术区,间断缝合黏骨膜,缝合时务必使骨膜层包括在内,并在无张力情况下,将种植体顶部完全覆盖。

2.术中注意事项

(1)种植体之间要尽量保持相互平行,尽量避免向唇、舌侧偏斜,可用方向指示器置入已备好的种植窝内,作为定向标志杆。

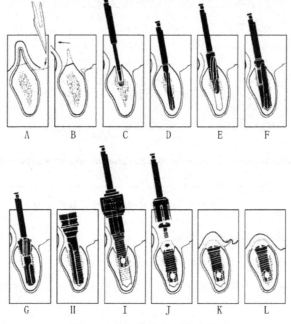

图 9-4　种植体植入手术步骤

A.切口；B.翻瓣；C~G.预备种植窝(用系列钻逐步扩大种植窝并扩大上口)；

H.制备螺纹；I.植入种植体；J.旋入覆盖螺帽；K.缝合；L.黏膜创愈合后状况

（2）减少组织损伤至关重要。根据有关研究,骨组织在 47 ℃时仅 1 分钟即可造成坏死,因此,术中要用大量生理盐水冲洗降温。在预备种植窝时,应使用专用系列钻,不要过度用力下压钻头,以减少骨组织的热损伤。术中要注意保护颏神经血管束,勿穿入上颌窦、鼻底。分离黏骨膜时要适度,以免破坏血运。

（3）预备好螺纹后,种植窝底的血块不要去除,待植入种植体后再用生理盐水冲洗手术区域,以免生理盐水被压入骨髓腔内。

3.术后处理

术后嘱患者咬纱布卷至少 1 小时,使用抗生素 10 天,给予漱口水含漱,保持口腔卫生,2 周内暂不戴义齿,术后 7 天拆除缝线,定期复查。2 周后重新戴入义齿,相应种植骨床部位应作适当磨改缓冲,以免使种植体过早负重。

（二）第二次手术(种植基台连接术)

手术步骤与方法见图 9-5。

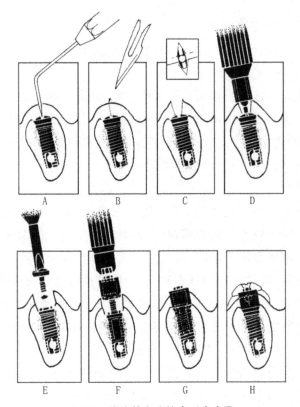

图 9-5　种植基台连接术手术步骤

A.用探针探得覆盖螺帽的位置；B、C.切开黏膜暴露覆盖螺帽；
D.环形切除覆盖螺帽表面的龈组织；E.旋下覆盖螺帽；F.旋入种植
基；G.种植基与种植体连为一体；H.缝合创口、使用愈合帽

（1）根据第一次手术记录、X 线片及触诊，用探针探得覆盖螺丝帽的部位。

（2）局麻下，在螺帽上方近远中向切开牙龈，切口应尽可能位于螺帽中心。切口要小，长度不要超过螺帽区。

（3）用旋转切孔刀多次旋转，环形切除螺帽表面的软硬组织。

（4）用螺丝刀小心旋拧，卸下覆盖螺帽，在覆盖螺丝与种植体之间常有薄层结缔组织长入，应予以彻底清除，以免影响种植基台固位。

（5）依黏骨膜的厚度，选择适宜长度的种植基台，在固位钳的配合下，拧入种植基台，种植基台顶部应高出其周围牙龈 1~2 mm，以利于保持口腔卫生。旋紧种植基台，以金属剥离子叩击种植基台，听到清脆的声响，表示种植体与其周围骨床已紧密结合为一体。

（6）严密缝合种植基台之间的切口。

三、种植外科的植骨技术

实际上,在种植临床中大约 50％的患者需采用多种植骨技术,进行骨增量术同期或二期种植手术。

在许多上颌后牙区牙齿缺失的患者中,因上颌窦的存在加之牙槽骨的吸收,使牙槽嵴顶距上颌窦底的距离小于 10 mm,加之上颌后区骨质较疏松,更为种植带来不利,远期的成功率一直较低。近年来,上颌窦底提升技术的成功应用解决了这一临床难题,使这一部位种植修复的成功率大大提高。

(一)植骨类型

种植骨可分为 3 种不同类型,即外置法植骨、夹心面包式植骨和碎骨块植骨。外置法植骨用于较大骨缺损部位;碎骨块植骨则用于范围较小的骨缺损区,或种植过程中种植体穿出等情况;而夹心面包式植骨常与骨劈开技术同时应用。根据大量临床研究,种植骨床的基本要求:牙槽嵴顶的宽度至少要大于5 mm,种植体唇腭(舌)侧至少要保留 1.5 mm 的骨壁厚度,才能保证种植体长期的成功率。当牙槽嵴顶的宽度小于 5 mm、大于 3 mm 时,可采用骨劈开技术在牙槽嵴顶中央将其裂开(保证唇侧骨板不完全断裂),然后于中央裂隙处植入种植体,并在种植体周围间隙内植入碎骨块。无论是碎骨块移植还是夹心面包式植骨,移植骨表面都应覆盖固定防止结缔组织长入移植骨块之间的生物屏障膜。生物屏障膜可分为可吸收性生物膜和不可吸收性生物膜,其作用是阻止快速生成的纤维结缔组织长入移植骨块从而对成骨质量产生不良影响,因为骨细胞的生成速度远较纤维结缔组织细胞慢,生物膜的覆盖可为缓慢生成的骨细胞的生长提供良好条件。

(二)骨移植成功的基本条件

移植骨块的稳定与植骨床密切贴合是移植骨块愈合的基本条件。因此,外置法植骨,必须使用螺钉坚固内固定以保证其稳定并与植骨床密切贴合。

软组织黏骨膜瓣的充分覆盖并在无张力条件下缝合是保证骨移植成功的另一重要条件。因此,在植骨病例中,合理设计黏骨膜切口、缝合时松解软组织瓣等都是必要的。

(三)供骨源的选择

大的骨缺损常需切取自体髂骨以供移植。例如,严重吸收萎缩的牙槽嵴的重建等。

大多数情况下,自体下颌骨常常是种植骨移植最为方便的供骨区,即使是双侧上颌窦底提升、多个牙缺失的局部块状植骨、下颌骨都可提供足量的供骨,且膜内成骨的下颌骨易成活、不易吸收、骨密度高等都利于种植修复。因此,种植骨移植最好的供骨区是下颌骨。

下颌骨供骨区通常为颏部及升支外斜线部位。颏部因预备方便,视野好,为大多数学者所首选。切取颏部骨块可使用微型骨锯、骨钻或直径 1 cm 左右的空心钻。一般仅切取骨皮质及部分骨松质。但应注意:①保留正中联合部的完整性不被破坏,否则将影响患者的颏部外形;②保证取骨部位位于下前牙根下方5 mm之下,不损伤颏神经血管;③遗留骨缺损部位于植入 HA 或其他人工骨,以避免术后愈合过程中粗大的局部瘢痕给患者带来不适的感觉。

(四)上颌窦底提升植骨技术

在上颌后部牙槽嵴顶与上颌窦底距离小于 10 mm 的情况下,需行上颌窦底提升植骨技术,也就是使用一系列特殊手术器械,遵照上颌窦底提升植骨技术手术操作程序。首先用圆钻在上颌窦外侧骨壁开窗,暴露其深面的黏骨膜,然后将上颌窦底的黏骨膜连同开窗面上的骨壁完整地向上颌窦顶方向掀起,以开窗面上的骨壁作为新的上颌窦底,新的上颌窦底与原窦底之间的间隙内植骨,从而增加上颌后区牙槽骨高度。

上颌窦底植骨材料最好选用自体骨。如果混合人工骨移植,人工骨的比例也不宜过大(一般不超过 50%),以免影响成骨质量。

在上颌后部骨高度大于 5 mm、小于 10 mm 的情况下,可同期行种植体植入,在其高度不足 5 mm 时,可先期行上颌窦底提升,Ⅱ期行种植手术。

上颌窦底提升植骨手术成功的保证是不损伤上颌窦黏膜。任何上颌窦黏膜小的破损都将导致这一手术的失败,因此,操作需精确仔细,术者应具有较多经验及良好外科操作技巧。如果出现上颌窦黏膜破损或撕裂,应采用生物胶粘堵或停止植骨。植骨后的创面最好覆盖生物屏障膜,以保证成骨质量。

植骨的高度取决于在完成种植后,种植体的根端至少有 2 mm 的骨组织,切不可使种植体紧贴于上颌窦底,以免种植体负重后向上颌窦内移位。

四、种植外科技术的新进展

(一)骨劈开及骨挤压

针对种植骨床局部骨量不足或骨密度较低影响种植体初期稳定性的情况,学者们开发研制了骨劈开及骨挤压技术,以及相配套的专用工具。骨劈开技术主要应用于上颌前牙区,骨挤压技术主要应用于上颌后牙区。它们共同的优点是保留了种植骨床的骨组织,又改善了种植骨床的骨质量,减少了植骨量,保证种植体良好的初期稳定性。

(二)即刻种植技术

种植修复周期较长,即刻种植大大缩短了疗程。即刻种植也就是在拔除无法保留的牙齿的同时即行种植外科手术,于拔牙窝内植入种植体。在患牙有慢性炎症或无法保证其拔牙窝处于无菌状况的情况下,也可先拔除患牙,然后翻瓣,封闭牙槽窝,1~2个月待牙槽窝骨壁尚未吸收,而牙槽窝已成为无菌环境时,再植入种植体。这一技术被称为延期即刻种植。

成功的即刻种植,一方面要求拔牙操作务必不破坏牙槽骨壁,另一方面还需选择形状类似于自然牙根的锥体状种植体。此外,在种植体与牙槽窝之间的间隙内植骨,表面覆盖生物屏障膜。

即刻种植的优点:①缩短疗程;②减少了植骨;③种植体的位置方向更接近于自然牙列;④牙龈形态自然、逼真、美学效果更佳。

(三)正颌外科与种植修复

利用正颌外科技术可为那些错𬌗、颌骨位置关系不良者提供种植修复的必要条件,而且在正颌外科手术的同时,可以同期进行种植体植入手术。

(四)功能性颌骨重建修复

因外伤、肿瘤切除等诸多原因造成的颌骨缺损与缺失,已往的重建与修复无法恢复患者良好的咀嚼功能,种植修复为这类患者提供了功能性重建的可能。也就是说,不仅恢复其颌骨的连续性,改善其容貌,而且从恢复咀嚼功能的意义上完成其重建,从而极大地提高了这类患者的生活质量。

(五)种植体固位的颌面器官赝复体修复

颌面部器官如眼、耳、鼻、唇、颊缺损缺失,传统的修复方法,一是整形外科手术,二是依靠眼镜架携带的赝复体修复。前者疗程长,最终效果并不理想,后者则容易脱落,常难以被患者接受。

近年来,使用种植体固位的赝复体修复为这类临床难题的解决提供了新的途径,它具有疗程短、手术简单、固位效果好、形态色泽逼真等优点,越来越多地受到患者的欢迎。

(六)牙槽骨垂直牵引技术

骨牵引成骨技术最早被用于骨科的矫治长管骨长度不足的畸形。尽管该项技术是一项正在发展中的技术,其牵引器的设计、临床应用技术都在不断地改进,但初步的临床效果显示,牙槽骨垂直牵引技术对于矫治重度牙槽骨骨缺损、增加颌骨重建后牙槽突的垂直高度提供了一种新的有效的手段,且具有以下优点:①在短期内形成自体新生骨;②避免取骨手术;③软组织包括神经亦随骨组织延长而延长;④减小植骨手术的创伤;⑤新生骨的高度可达 20 mm 以上;⑥并发症发生率低。

目前,牙槽骨垂直骨牵引术的不足:①牵引器成本较高;②牵引器需二次手术取出。

(七)即刻负重技术

经典的当代种植学理论:骨结合理论、微创的种植外科技术、根形种植体(相对叶片状种植体而言)及一个不受干扰的愈合期(4~6 个月)。由于现代医学模式的发展,为满足患者的需求,缩短患者的缺牙时间,长期以来,众多学者都在探讨能否在植入种植体之后立即进行修复这一热点课题。然而,效果均不理想,导致高失败率的结果。直至 20 世纪 90 年代末期,即刻修复技术趋于成熟,其基本时间定义为在种植手术后 1 个月内完成上部结构的修复。即刻修复技术的原则亦臻于成熟:①非吸烟患者;②微量植骨或不植骨患者;③螺纹粗糙面种植体;④改良的外科技术;⑤极好的初期稳定性;⑥专用于即刻修复的上部结构;⑦功能性𬌗接触。

现就即刻修复的几个关键技术介绍如下。

改良的外科技术,即级差技术。它不同于传统的逐级备洞技术,而是备洞较植入的种植体小一个级别,然后利用特殊设计的螺纹种植体的自攻性,将种植体植入受植床,以取得良好的初期稳定性。这就要求选择即刻修复的种植体从设计上要有良好的自攻性能。否则,植入时就会产热过大,造成骨结合失败。目前,欧洲已有多个适用于即刻修复的种植系统,如 Camlog 系统、Frialit-2 系统。

其次,即刻修复需要专用的上部基台,其既要有一定的强度,又要有可调磨性,欧洲 Camlog 系统和 Frialit-2 系统均有专用基台提供。

第三节 种植义齿修复

一、种植手术后的过渡义齿

目前,二段式种植技术已占据主流地位。实践表明,在种植体被植入骨内的初期,避免承受负荷对提高远期成功率有重要意义。这样,在 2 次种植手术之间有一段长达 3~6 个月的愈合期,在愈合期中完全停用义齿将影响患者口腔功能及外观,有必要为他们提供过渡义齿。其作用:保护手术创面、使种植体避免承受过度外力、恢复外观及发音功能。此外,患者对过渡义齿的主观感觉、自洁清洗效果及菌斑附着等情况,可作为永久性种植义齿上部结构设计的参考。

过渡义齿多为可摘修复体,因其短期使用和需作多次调改的特点,一般采用胶连法制作。患者以往曾戴用的可摘义齿,经检查仍可正常使用可改作过渡义齿。过渡义齿的设计制作与常规义齿无异,但卡环、支托的连接体等金属构件应避开将来预计植入种植体的部位,以免磨修调改时发生困难。在手术前即应将过渡义齿试戴调整合适,这样可避免手术后创口未完全愈合情况下戴义齿时的反复调修。

首次种植体植入术后,2周内不应戴用任何修复体,以使黏膜创口顺利痊愈。2周后可将患者原有的常规义齿修改成暂时覆盖义齿。具体方法:将义齿唇颊侧基托边缘适当磨短,以适应术后变浅的龈颊沟,并在种植体相应部位作较多磨除,以弹性软衬材料重衬,最后再在种植体相应处基托上适量磨除弹性软衬材料。在全部愈合期中,这样的缓冲重衬需反复进行2～3次,以适应术后牙槽嵴的改建变化(图9-6)。

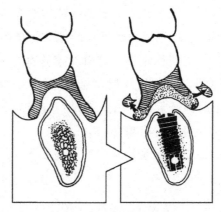

图9-6　利用原有常规义齿重衬弹性塑胶改制暂时覆盖义齿

在种植基台连接手术后,过渡义齿经过大量磨改(有时需将部分基托磨穿或磨除)后,往往仍可使用,直至永久性种植义齿戴入。

二、单个缺牙的种植义齿修复

(一)种植义齿的殆面形态

由于种植体的支持能力和感觉能力都比真牙差,在种植义齿建立殆关系时,应根据种植体的直径、长度,患者的骨质情况、对颌牙的情况确定种植修复体的𬌗面形态。

需考虑：①𬌗面为多点接触；②不需要减径；③形成正常的沟窝形态。

（二）种植义齿的龈缘组织面

种植体颈部与龈组织间的附着是一个薄弱环节，龈组织的种植体周围炎会进一步导致种植体周围骨组织破坏吸收，因此，种植义齿龈缘组织面的处理是否得当，是修复成败的关键之一。在设计龈缘组织面时，需要考虑如下问题：①自洁和便于清扫；②恢复美观和发音功能；③感觉舒适。

（三）种植义齿牙冠与种植体长轴不一致的处理

由于颌骨条件及手术原因，种植体的长轴（植入方向）可能与有待恢复的牙冠长轴不一致。采用二次手术方式的种植系统在解决这个问题上表现出优越性，通过装配一个倾斜一定角度的种植基台，即可方便地实施冠修复（图 9-7）。

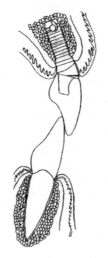

图 9-7　利用倾斜的基台调整种植体与牙冠长轴的不一致

上述对单个缺牙作种植义齿修复时所遵循的原则和方法，也适用于以种植义齿修复多个牙缺失及全牙列缺失的情况。

三、种植固定桥修复

骨内种植可以扩大固定修复的适应证范围。而当固定桥涉及种植体基牙时，除传统的固定修复原则外，还应有以下一些特殊的考虑。

（一）种植固定桥基牙的负荷分配时要考虑以下问题

国际上大量研究表明，过度负荷是导致种植体周围边缘骨吸收的主要因素之一，因此，使种植基牙合理负担𬌗力才能保证种植修复的长期效果。

（1）以牙周膜面积决定基牙数量的原则在种植固定桥情况下仍然适用。种植体骨内部分的表面积可根据其外形尺寸计算，一般认为种植体约相当于前磨牙的支持能力。但考虑到种植体与骨组织间界面结构弱于真牙的牙周膜组织，因此，在决定基牙数量时，应留更多余地。

（2）真牙具有生理动度，如与种植体共同支持固定桥，易导致与之相连的种植体发生松动。应通过冠桥间的栓道附着体连接达到应力中断效果。

（3）以单个种植体为基牙的单端固定桥应视为禁忌证。

（二）种植体长轴不平行问题

常规种植种 3 个以上种植体可以通过采用平行切削仪研磨基台使其获得共同就位道，如仍不能获得共同就位道，则解决方法如下：①带角度的基台可补偿种植体长轴差异，形成共同就位道；②如角度基台不能纠正则需制作个别基台进行纠正。

（三）基牙冠长度不足问题

当患者的临床牙冠偏短时，除造成固位力不足外，还迫使有关的种植基台作相应修改，又使桥体龈间隙不足而难以在龈面形成充分的清扫空间。对此可根据具体情况，采取以下解决方法。

（1）手术修整松软肥厚的龈组织。

（2）手术修整薄锐的牙槽嵴顶骨组织。

（3）对过长的对𬌗牙首选正畸的方法，即局部植入种植支抗钉，将过长的牙齿纠正错颌畸形，如患者拒绝正畸治疗可调𬌗后修复。

（4）结合颅颌结构的整体情况，以全牙列重建，升高垂直距离。

（四）种植固定桥的龈面问题

除在前面"单个缺牙的种植义齿修复"中叙述的原则外，还应进行以下考虑。

（1）桥体龈面是无法达到完全自洁的，因此，清扫的便利性应予以首先考虑。桥体龈面应避免接触黏膜，以防止黏膜发生炎症。

（2）桥体龈面外形可分为 3 种类型（图 9-8）。①凹形龈面：四周均呈凹面，以提供充分的龈外展隙。②锥形龈面：四周向根方直线伸展成一圆锥状。③凸形龈面：四周均呈圆凸面，类似一般固定桥桥体的龈面。

从患者主观感觉看，凸形龈面最为舒适，但比较研究表明，采用这种龈面形态的病例局部软组织炎症较多见，种植体周围龈沟液渗出量也较多。

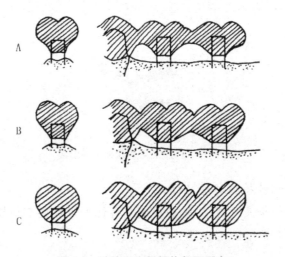

图 9-8 种植固定桥桥体龈面形态

A.凹形龈面;B.锥形龈面;C.凸形龈面

如果患者戴有固定的过渡义齿,其食物残渣沉积、菌斑附着及龈缘状况可作为永久义齿桥体形态设计的参考依据。

四、种植可摘局部义齿修复

当真牙基牙和种植体的数量不足时,必须由基托承担一部分力量,即成为种植可摘局部义齿,是覆盖义齿的一种特殊类型。在这种情况下,仍需着重考虑种植体的合理负荷,以及种植体颈部周围龈组织健康的维护。

五、种植总义齿修复

以种植义齿修复牙列缺失,可采取全口固定支架总义齿和覆盖式总义齿2 种方式。

(一)全口固定支架式总义齿

此种总义齿通过金属支架用螺钉紧固在数个种植基台上,患者不能自行摘戴。由于能提供良好的固位力和稳定性,同时又大大减小了基托面积,使者的咀嚼效率和舒适感都有明显改善,因而很受欢迎。下面以 Branemark 种植系统为例,介绍固定支架式总义齿设计制作中的一些关键环节。

1.种植体的数量

通常需要 4～6 个达到良好骨结合的种植体,来支持上颌或下颌的总义齿。受颌骨解剖条件与手术操作的条件限制,这些种植体往往是均匀地分布在上、下颌骨前半部,即上颌窦和颏孔的近中(图 9-9)。

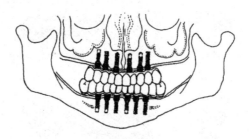

图 9-9　以固定支架式总义齿修复

2.牙列缺失时种植体的分布情况

种植基台转移印模时,将钢制的种植基台代型转移到工作模型上,是保证支架与种植基台吻合精度的关键环节(图 9-10)。

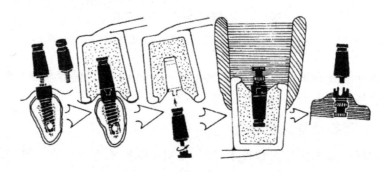

图 9-10　种植基台转移步骤

(1)试将转移导杆旋入种植基台代型,确认其吻合后,取下配对备用。

(2)将转移导杆旋入患者口中的种植基台上端。

(3)制取印模。

(4)从口腔中取出印模后,将转移导杆从种植基台上旋下,然后将种植基台代型旋紧到导杆上取而代之。

(5)将转移导杆按原位塞回到印模中。

(6)灌注石膏模型。

(7)将转移导杆从种植基台代型上旋下。这样,在石膏工作模型上埋入一系列种植基台代型,其形状和位置都是从患者口腔中转移而来的。金属制作的基台代型不易碰损,可保证种植义齿制作的精度。

3.支架设计制作

由于种植体布局偏在颌弓前半部,支架的远中部分形成悬臂梁结构,悬臂向远中延伸约达第一磨牙近中半之处为止。铸成的支架磨光后在患者口中试戴,要求达到"消极吻合"状态,即在不加外力时,支架就能均匀吻合于各个种植基台上。检查支架与种植基台的吻合情况,除依靠手的触感外,还需用肉眼(戴放大眼镜)和用硅橡胶印模材料观察是否有间隙存在。考虑到支架铸造时易发生变形影响吻合精度,常采用分段铸造,在口内试戴后黏固,再取下进行包埋、焊接的制造工艺。当支架在试戴时发现吻合度不理想,也可切割开再重新拼对、焊接。

支架的龈面与牙槽嵴黏膜应保持 1～2 mm 距离并形成圆凸面,高度抛光,以利自洁和清扫。

4.平衡

固定支架的总义齿虽然无需顾虑固位问题,一般仍认为应形成平衡𬌗,以利𬌗力的均匀分布。

5.戴牙

固定支架总义齿戴牙的最后一步是由医师用螺钉将义齿紧固到种植基台上。螺钉的旋入也有一定的顺序,以 6 个种植体的情况为例。如将它们从左至右编号为 1、2、3、4、5、6,则旋入的顺序应为 2、5、3、4、1、6,这是为了尽量减少螺钉旋入后在种植体上形成的应力。这与前述试支架时达到"消极吻合"的用意一样,也是为了保护种植体周围的支持组织免受创伤。

螺钉旋紧后,可试戴义齿若干天以检查、消除各种问题。复查时需将螺钉进一步旋紧,在孔洞内置一小棉球以保护螺钉,再用自凝或光敏树脂填补基托及牙列上螺钉所穿过的孔。

(二)覆盖式总义齿

虽然固定支架式总义齿能充分发挥种植义齿的优越性,取得较满意的疗效,仍有一部分无牙颌患者更适合以覆盖义齿方式修复,其适应证如下。

(1)颌骨解剖条件很差,不能容纳足够数量的骨内种植体。

(2)患者因年龄和全身健康条件所限,不能承受固定支架式总义齿所需的较长时间的外科手术和多次复诊。

(3)患者掌握口腔卫生保健专用工具和方法的能力较差。

(4)患者在经济上不能担负固定支架式总义齿较昂贵的费用。

(5)患者对传统总义齿舒适感尚满意,仅希望改善其固位力和稳定性。

在上述情况下,可在颌骨双侧相当于尖牙隆突处至少各植入一个种植体,并以此为基础结合带各种附着体(球形,杆卡式和磁性附着体等)的上部结构做覆盖义齿修复,所需手术时间、复诊次数和费用都较少。

第四节　并发症及其处理

一、种植体松动

种植体松动现象的本质为种植体与其周围骨床之间未形成骨性结合,取而代之的是纤维组织包裹种植体。纤维组织无力承受负荷,且易招致感染,最终将使种植体松动。

(一)产生原因

(1)未严格遵循种植外科原则进行手术,手术创伤过大导致种植体和种植窝不吻合,或在愈合阶段黏骨膜穿孔,造成骨愈合不良。

(2)因修复体设计制作问题,局部负荷过重,造成种植体周围的骨质发生细微骨折和吸收。

(3)由于持续性种植体周围炎、种植体超负荷等原因,导致种植部位发生进行性骨吸收。

(二)处理

因为已松动的种植体无法行使支持功能,故应予以去除。去除之后,若剩余的其他种植体足以支持义齿,可不必再次种植。否则,可于1年后,新骨已经形成时,在原种植部位重新种植。重新种植的具体处理步骤:①去除已松动的种植体,彻底刮除其周围的纤维结缔组织;②在无张力的情况下,用黏骨膜瓣完全覆盖种植区;③检查并调整修复体,使其力学分布达到均匀合理;④若种植区骨量不足,可考虑进行植骨。在种植区骨量充足的条件下,可采用大直径种植体即刻原地植入。

二、牙龈并发症

(一)穿孔

在愈合阶段,覆盖种植体的黏骨膜发生穿孔。其原因为修复体压迫产生压疮性溃疡或缝线残留刺激肉芽组织增生。

处理:手术切除穿孔部位的牙龈,用滑行瓣修复,重新缝合,消除创面;还应注意去除造成穿孔的原因,如调整不良修复体、缓冲基托对黏膜的压迫、去除残留的缝线等。

(二)种植体周围炎

因口腔卫生不良、菌斑刺激所致,牙龈组织尚无明显增生。

处理：在医师指导下强化口腔卫生，给予氯己定液漱口。

(三)增生性种植体周围炎

有人认为是由于种植体周围缺少附着牙龈组织，牙龈袖口封闭不良，患者口腔卫生差，产生龈组织增生性炎症。

处理：选择较长的种植基台予以更换，切除多余的牙龈，注意保持口腔卫生，必要时行前庭沟成形术。

(四)瘘管形成

黏膜上的瘘口与种植基台或种植体周围的肉芽组织相通，这种情况多发生在龈组织覆盖种植基台与桥接合部的病例中。

处理：拆除桥及可疑的种植基台，梭形切除瘘管，刮除肉芽组织，仔细清洗消毒桥及种植基台，检查种植基台的密封圈，必要时予以更换，然后重新拧紧螺丝，注意保持口腔卫生。

三、机械并发症

(一)种植体折断

折断均为横断。若折断发生于种植体下 1/3 处，应弃用该种植体，关闭软组织，但种植体不必取出；若折断发生在种植体最上端，则可用中空钻取出剩余种植体，重新植入较大直径的种植体，或先植骨，二期种植。

(二)其他机械附件的折断

其他机械附件的折断如桥体折断、锁定桥体和(或)种植基台的螺丝折断等，是因种植体附件内部金相结构缺陷，负荷分布不均所致。应依照具体情况，设法取下折断物并予以修整更换，检查并去除造成负荷分布不均匀的原因。

四、其他副损伤

因种植手术前准备不完善或种植手术操作不当造成副损伤，如下牙槽神经的损伤，或种植体穿入上颌窦、鼻底等。

第五节　种植义齿的预后

一、种植成功的评价标准

尽管种植义齿有着悠久的发展历史，然而它真正被人们所认识、接受，并在临床上较大量地开展起来,却是近几十年,特别是近 20 年的事情。目前国际上公认的种植修复的成功标准有以下几点。

(1)临床检查:单个的种植体无动度。

(2)放射学检查:X 线片上种植体周围无透影区。

(3)种植体承受负荷 1 年后:在垂直方向上的骨吸收每年小于 0.2 mm。

(4)种植后:无持续性和(或)不可逆的症状及体征,如疼痛、感染、神经疾病、麻木或下颌管的损伤等。

(5)按上述标准,5 年的成功率要达到 85%,10 年成功率要达到 80%。

二、种植成功的几个要素

种植义齿长期功能的维持,有赖于种植体坚实可靠的支持。这就要求种植体不仅能被人体组织所接受,而且要与其周围的软硬组织结合为一个整体。为保证种植成功,要注意如下几个方面的问题。

(一)种植材料的选择及种植体的表面形态

种植材料应具有良好的生物相容性及生物力学适应性,材料本身应无毒、无刺激性、非抗原、不致癌;在体内稳定,不发生物理、化学变化,而且有良好的物理性能。种植体要有合理的几何形状,其表面要有合理的微观结构,以利于与其周围组织产生生物性结合。

(二)选择好适应证和制订好术前修复计划

通过种植前对患者局部及全身情况的细致检查,对患者做出综合评定,选择适宜的病例进行种植。

手术前应根据具体情况制订未来的修复方案。种植体的数量,植入部位,植入方向、角度等,均取决于修复体支持方式、人工牙排列位置等修复方案的内容。为方便手术操作,多将修复方案体现为立体直观的手术模板,使外科医师在术中能方便地观察到未来种植义齿的占位,从而将种植体植入在正确的位置上。

(三)精细的外科手术操作

种植手术直接关系到种植的成败,术者应经过严格训练,把手术所造成的创伤减小到最低。研究表明,骨组织对热损伤敏感性很高,造成骨坏死的临界温度为 42 ℃;种植体与种植窝之间易形成纤维组织,从而使种植体不能处于长期稳定的功能状态。手术操作的失误,是种植早期失败最常见的原因。

(四)要给予足够的愈合时间

研究表明,任何使种植体不稳定的因素,均会影响种植体与其周围组织的直接结合。因此,在愈合期内(上颌 5~6 个月,下颌 3~4 个月),应避免种植体承受负荷。

(五)高质量的修复体设计制作

修复体的设计与制作都应注意与种植体达到"消极吻合"的要求,并做到使其所承受的殆力均匀分布。

(六)保持口腔卫生

为避免炎症和感染的发生,要在医师的指导下,强化口腔卫生,特别是注意保持种植基台周围的清洁。

(七)多学科密切协作

口腔外科、修复科、牙周科、放射科等多学科医师的密切合作,是保证种植成功的重要因素。此外,还应注意定期随访检查,发现问题及早处理。

第六节 影响种植美学的因素

种植美学主要体现在美学区的缺牙种植修复。客观而言,美学区是指在大笑时可以看见的牙及牙槽嵴部分;主观而言,对患者具有美学重要性的牙及牙槽嵴部分均为美学区。理想的美学种植修复应与患者的口腔及颌面部结构相协调,具体表现为种植体周软组织轮廓、颜色和质地,以及修复体形状、色泽和光学特点等,需要与周围的健康牙列相协调。但是,随着缺牙后软硬组织的变化,美学种植修复面临极大的挑战。研究表明,将美学指标纳入种植成功评价标准后种植成功率将会显著降低。影响种植修复美学效果的因素众多,除了患者主观心理因素以外,还包括种植治疗计划的制订、种植体植入的三维位置方向、软组织塑形、袖口精确印模等因素。深入理解这些因素是保障种植美学修复效果的前提。

一、美学区种植治疗计划的制订

美学区种植治疗计划的制订包括拔牙时机、种植时机、软硬组织处理方案。

(一)拔牙时机的确定

当美学因素占主导地位时,在排除常规的种植禁忌证前提下,应首先判断拔牙时机。当牙周炎患者骨严重吸收且牙周治疗效果不佳时,及时拔除患牙,清除炎性肉芽组织有利于骨量保存(图 9-11)。

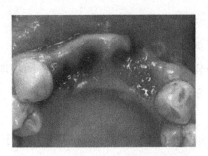

图 9-11　牙槽窝内大量的肉芽组织

(二)种植时机的确定

根据种植体植入时机不同,种植手术可分为即刻种植(Ⅰ型,拔牙后同期植入)、早期种植(Ⅱ、Ⅲ型,拔牙后 4～16 周),以及延期种植(Ⅳ型,拔牙后 6 个月)。植入时机是影响美学效果的重要因素。延期种植会造成软组织的塌陷、骨组织的大量吸收,治疗时间长,治疗美学效果差,一般前牙美学区应避免延期种植。即刻种植有利于软硬组织保存,能够减少失牙时间与总治疗时间,在适应证选择恰当的前提下,能够达到良好的美学效果。但是,即刻种植对病例的筛选与医师的外科技术要求较高,对于临床中大多病例并不适用。因此,早期种植成为能够最大程度缩短治疗时间,同时保存软硬组织的选择。

若患者存在慢性炎症,且唇侧软组织严重缺损,牙槽嵴高度与宽度均严重不足,不满足即刻种植与早期种植适应证,不进行骨组织扩增恢复骨量后再行延期种植,美学效果将不可预期。因此,此时计划拔牙后同期行位点保存术,在保存现有骨量的同时提供软组织修复的时间,为后期植骨及种植手术做准备,尽可能保护软硬组织,提高后期治疗的美学效果(图 9-12)。

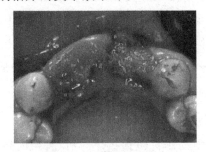

图 9-12　牙槽窝位点保存

(三)骨扩增技术的选择

若患者由于侵袭性牙周炎导致种植区牙槽骨高度和宽度严重的不足。针对水平向、垂直向骨缺损,onlay 自体块状植骨效果良好(图 9-13)。而块状植骨存在一定吸收,此时结合 GBR 技术,可以在一定程度上弥补骨块吸收量(图 9-14)。不同骨扩增技术的适应证不同,骨扩增潜能亦有较大差异,应根据患者与术者情况决定,只有选择了适当的扩增方法,才能达到良好的美学效果。

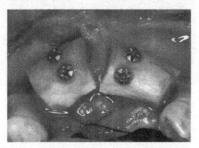

图 9-13　下颌升支取骨

下颌升支取骨,将取下骨块固定于牙槽嵴顶部,同时恢复骨高度与骨宽度

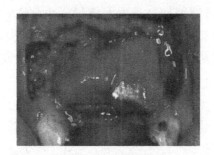

图 9-14　减少骨块吸收

在骨块周围及取骨部位植入骨粉,覆盖胶原膜,扩增唇侧轮廓,减少骨块吸收

(四)软组织处理

1.软组织的减张缝合

软组织需达到无张力缝合,以避免创口裂开,移植物暴露感染(图 9-15)。因此,种植科医师的减张缝合技巧将直接影响美学效果。

2.软组织扩增

美学区常有软组织扩增需求,而软组织扩增的时机和方式的选择非常灵活,但时机与方式均可能影响美学效果。当前牙区出现软组织不足时,常需进行软组织扩增以重建软组织形态,方法包括游离龈移植、游离结缔组织移植(CTG)、深层带蒂结缔组织移植(VIPCT)和腭侧带蒂瓣半厚瓣唇侧卷入技术等。目前使用最广泛的软组织扩增方法仍为 CTG。但由于游离组织缺乏血供,CTG 效果并不稳定。

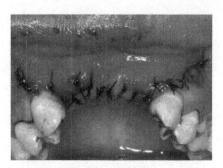

图 9-15 减张缝合

腭侧带蒂瓣唇侧卷入技术在微创的前提下实现了移植物血管化,是牙周手术应用于种植体周软组织扩增的进一步体现。在暴露种植体覆盖螺丝的同时,该技术能充分利用腭侧深层结缔组织与牙槽嵴顶角化龈,利用唇侧蒂提供血供,切口设计保护龈乳头,腭侧创面小且由腭侧表层角化瓣覆盖从而得到保护。此方法效果优于游离结缔组织移植,但对外科医师的技术要求较高。

二期手术前唇侧软组织塌陷,因此在进行二期手术同期采用腭侧带蒂瓣唇侧卷入技术进行软组织扩增(图 9-16～图 9-19)。

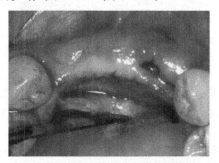

图 9-16 腭侧锐性分离浅层角化结缔组织

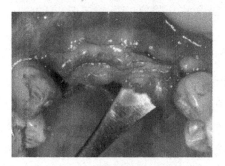

图 9-17 剥离腭侧深层结缔组织

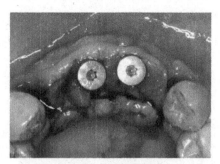

图 9-18　处理带蒂瓣

带蒂瓣分为种植体部分与桥体部分,种植体部分卷入唇侧,桥
体部分松弛覆盖于暴露的牙槽嵴顶上

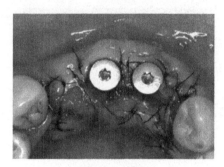

图 9-19　缝合

二、种植体植入的三维位置方向

正确的种植体三维植入方向和种植体周充足的骨量是保障前牙种植美学与功能恢复的前提条件。术前准确的种植方向设计是实现正确三维植入方向的关键步骤。术前可进行 CBCT 检查后制作种植导板精确定位,也可在诊断模型上制作蜡型后,制作简易导板确定扩孔方向。原则上,在颊舌方向上,种植体颊侧骨板厚度至少为 2 mm;在近远中方向上,与天然牙距离不低于 1.5 mm,种植体之间的距离不低于 3 mm;在冠根向上,种植体上端应位于对侧同名天然牙牙龈水平根方 3 mm。前牙缺失后,若满足即刻种植适应证,可进行即刻种植,此时为保证种植体颊面与颊侧骨壁外轮廓距离不低于 2 mm,种植体颊面与骨壁间应留有一定间隙。违背前牙种植三维植入方向原则可能导致美学并发症。对于牙缺失后已表现为不同程度骨吸收者,植体周围骨量可能不足,因此,在术前应确定骨量是否充足,设计同期或分期骨扩增手术。

三、软组织塑形

为了获得良好的穿龈轮廓和过渡带形态,需要对美学区种植体周围软组织进行引导和成形(图 9-20～图 9-23),可调整临时冠颈部形态以达到模拟邻牙牙龈形态的目的。软组织塑形效果将直接影响最终美学修复。

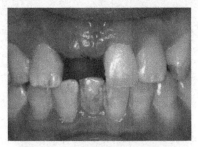

图 9-20　牙龈塑形前(正面观)

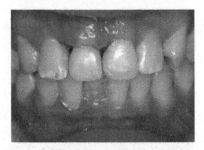

图 9-21　戴入临时冠第 1 天(正面观)

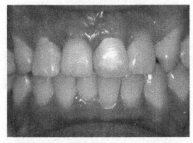

图 9-22　牙龈塑形 3 个月(正面观)

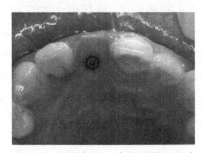

图 9-23　牙龈塑形 3 个月后袖口形态

四、精确复制牙龈形态

在通过临时修复体对软组织进行扩增塑形后,在取模进行最终的牙冠制作阶段,需要精确地复制出软组织袖口形态。而常规转移柱颈部形态不能满足此要求,需要使用个性化转移柱。使用硅橡胶阴模或者制作具有临时修复体颈缘形态的个性化转移柱均能取得精确的复制效果。对于多颗牙缺失患者,可在临时修复体上磨出凹槽,利用临时修复体取模。

五、避免粘接剂残留

粘接剂残留会导致种植体周红肿、疼痛、探诊出血或有渗出物、探诊深度加深、X线示种植体周围骨吸收,进而严重影响种植美学修复的长期效果。为减少粘接剂的残留,除了传统使用乙醇棉球和牙线清洁外,针对穿龈较深粘接剂不易去净的牙冠,应采用一些特殊的去粘接剂的方法,比如使用去粘接剂的代型,使用 ePTFE 薄膜减少颈缘粘接剂残留等。去粘接剂的代型操作简便、经济实用。

在前牙美学区,条件允许时一般建议采用螺丝固位方式,减少种植体周围炎的发生,增加美学效果。

六、早发现、早诊断、早治疗

针对美学区种植修复患者,长期随访可早期发现种植义齿问题,及时给予干预以阻断疾病进程,将危害降至最低程度,避免造成不可挽回的损失,达到"早发现、早诊断、早治疗"的目标。有必要反复对患者强调随访的重要性,提高患者主动保护的意识。

参 考 文 献

[1] 李辰彧,李辰佳,朱力.复发性口腔溃疡的综合治疗[M].北京:中国医药科技出版社,2019.

[2] 房兵.临床整合口腔正畸学[M].上海:同济大学出版社,2020.

[3] 王玮.现代实用口腔医学[M].昆明:云南科技出版社,2020.

[4] 陈彩云.口腔科疾病预防与诊断治疗[M].长春:吉林科学技术出版社,2019.

[5] 何宏文.实验口腔颌面解剖学[M].广州:中山大学出版社,2020.

[6] 潘巧玲.临床口腔疾病诊治[M].长春:吉林科学技术出版社,2019.

[7] 姚森.口腔正畸临床技巧与科学管理[M].北京/西安:世界图书出版公司,2020.

[8] 王兆林,赵新春,刘军华.口腔疾病治疗理论与实践[M].长春:吉林科学技术出版社,2019.

[9] 张志愿,俞光岩.口腔颌面外科临床解剖学[M].济南:山东科学技术出版社,2020.

[10] 王松灵,程斌.口腔医学[M].北京:北京大学医学出版社,2019.

[11] 邹慧儒.口腔内科学[M].北京:北京科学技术出版社,2020.

[12] 王晓娟.口腔临床药物学[M].北京:人民卫生出版社,2019.

[13] 张锡忠.口腔正畸学[M].北京:北京科学技术出版社,2020.

[14] 赵信义.口腔材料学[M].北京:人民卫生出版社,2019.

[15] 丁一,吴亚菲.牙周科诊疗与操作常规[M].北京:人民卫生出版社,2018.

[16] 肖水清,郭泾.口腔正畸学[M].北京:中国医药科技出版社,2019.

[17] 宫苹.口腔种植学[M].北京:人民卫生出版社,2020.

[18] 顾长明.口腔内科学[M].北京:人民卫生出版社,2019.

[19] 李睿敏.现代实用口腔科疾病诊断与治疗[M].青岛:中国海洋大学出版

社,2020.

[20] 边专.口腔生物学[M].北京:人民卫生出版社,2019.

[21] 刘学聪.实用口腔正畸诊治策略与重点[M].哈尔滨:黑龙江科学技术出版社,2020.

[22] 王佃亮,唐志辉,危岩.口腔科医师处方[M].北京:中国协和医科大学出版社,2019.

[23] 武广增.口腔正畸特色技术临床思维[M].北京:清华大学出版社,2020.

[24] 敖凯.口腔诊疗技术与美学修复[M].北京:科学技术文献出版社,2019.

[25] 张秀琴.口腔科常见病与多发病[M].西安:世界图书出版西安有限公司,2020.

[26] 孙建欣,彭澜.口腔医学美学[M].武汉:华中科技大学出版社,2019.

[27] 杜礼安,宋双荣.口腔正畸学[M].武汉:华中科学技术大学出版社,2021.

[28] 孙卫斌,胡勤刚.口腔住院医师规范化培训方案[M].北京:人民卫生出版社,2019.

[29] 王惠元.口腔解剖学[M].长沙:中南大学出版社,2021.

[30] 潘亚萍.牙周病就医指南[M].北京:人民卫生出版社,2019.

[31] 李晔,陈玮粲,蒋斯.口腔科实用诊疗技术[M].北京:科学技术文献出版社,2018.

[32] 耿春芳.实用口腔科疾病治疗进展[M].长春:吉林科学技术出版社,2019.

[33] 董传利,武传君,张庆正.口腔医学与应用技术[M].天津:天津科学技术出版社,2018.

[34] 曲兆明.口腔种植与牙周病诊治技术[M].天津:天津科学技术出版社,2018.

[35] 岳座胜.探讨正畸治疗在口腔修复中的临床应用[J].世界复合医学,2019,5(8):90-92.

[36] 朱文.口腔正畸、修复对错𬌗伴牙列缺损联合治疗的效果分析[J].中国医药指南,2019,(3):108-109.

[37] 王鲲.应用口腔修复联合正畸治疗先天性缺牙的临床效果观察[J].中国医药指南,2019,17(15):135-136.

[38] 姚瑶,何柳婷.重症婴幼儿龋患者口腔念珠菌与菌群的关系[J].上海口腔医学,2021,30(2):156-161.

[39] 周培茹,蒋析,华红.口腔黏膜病患者口腔种植的时机及注意事项[J].北京大学学报:医学版,2021,53(1):5-8.